ADPKD

\ 患者さんとどう向きあう？ /

多発性嚢胞腎の診療

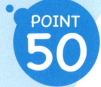

POINT 50

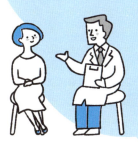

著 望月 俊雄
PKD腎臓内科クリニック

診断と治療社

はじめに

　多発性嚢胞腎には，常染色体顕性（優性）多発性嚢胞腎（ADPKD）と常染色体潜性（劣性）多発性嚢胞腎（ARPKD）があります．多くの腎臓医が経験するのは，遺伝性腎疾患のなかで最も頻度が高く，成人で発症することが多い ADPKD です．私自身，ARPKD の診療経験がほとんどないため，本書では ADPKD の診療に焦点を当てて執筆しました．ARPKD に関しては，『エビデンスに基づく多発性嚢胞腎（PKD）診療ガイドライン 2020』および『患者さんとご家族のための多発性嚢胞腎（PKD）療養ガイド 2019』を参照してください．

　ADPKD は多くの腎疾患のなかでそれほど頻度の高い疾患ではありませんが，腎臓医であれば，少なからず ADPKD の患者さんを診る機会はあると思います．
　その際，患者さんへの対応に困ったことはないでしょうか．
　ADPKD は進行性の遺伝性疾患で，合併症も多いため，個々の患者さんの病状を把握し，説明するにはそれなりの時間がかかります．しかし，忙しい診療のなかで，ガイドラインを読むなどして ADPKD について調べる時間などあまりないことが推察されます．
　そこで，本書では，「患者さんにどのように説明するか」「治療を含めた診療をどのように行うか」について，腎臓医の先生方の参考にしていただくことを目的としました．
　しかし，ADPKD ではまだ十分なエビデンスが構築されているとはいいがたいのが現状です．また，個人差が非常に大きいことも，あまり知られていない特徴の 1 つです．そのため，診療ガイドラインでは言及されていないような具体的な実践方法を提示することを心掛けました．

　本書では，診療場面を 9 つの Part に分けて構成し，私が実際の診療で行っていることをもとに，患者さんの疑問や診療における問題点を 50 の POINT にまとめました．なお，本書は，実際の診療に役立てていただくことを目的としており，追加の説明や基礎的な知見は COLUMN に記載しました．また，「尿細管を旅する"尿素くん"のつぶやき」では，尿濃縮にかかわる尿素が尿細管内を移動する様子を描いています．楽しんで読んでいただければ嬉しいです．

　本書が，ADPKD 患者さんの主治医である先生方の診療の一助となれば幸いです．

2024 年 8 月
望月俊雄

CONTENTS

はじめに iii

略語一覧 viii

Part 1　患者さんからの質問に答える―多発性嚢胞腎ってどんな病気？

POINT 01　突然の ADPKD の診断…どんな病気なの？ 2

POINT 02　なぜ嚢胞はできる？ 4

POINT 03　なぜ大人で発見される？ 6

　　COLUMN　嚢胞はどうやってできる？

POINT 04　親と同じように透析をしなければならなくなる？ 8

　　COLUMN　体細胞変異は重要な予後因子？

POINT 05　この先どうなる？　―妊娠・出産，子どものこと 10

Part 2　診断の実際―適切な診断のために

POINT 06　超音波検査で腎嚢胞が見つかったら ADPKD？ 14

　　COLUMN 1　ADPKD のマイナーな原因遺伝子

　　COLUMN 2　内臓逆位と多発性嚢胞腎

POINT 07　除外診断はまず MRI 検査で！ 18

POINT 08　遺伝子検査は必要？ 20

　　COLUMN 1　遺伝子検査

　　COLUMN 2　ADPKD における遺伝子解析

　　COLUMN 3　遺伝子型と表現型（臨床病型）との関連解析

Part 3　病態の把握と診療計画―教科書には載っていない実際のところ

POINT 09　診断後，まず行うのは？ 26

POINT 10　腎容積はどう測定し，評価する？ 28

POINT 11　重要なのは大きさだけじゃない！―画像から腎臓の"表情"を読み取る ... 30

POINT 12　自覚症状もなく，薬物治療もしていないのに，なぜ通院が必要なの？ ... 32

POINT 13　通院間隔を短くしたほうがよいのはどんな時？ 34

Part 4　通院を始めたら―管理ではここに注意！

POINT 14　水分摂取は大切！①　―囊胞を大きくさせないために ……………………… 38
　　COLUMN 1　尿細管では何が起こっている？
　　COLUMN 2　尿濃縮のメカニズム

POINT 15　水分摂取は大切！②　―バソプレシンは腎臓には負担になる ……………… 42

POINT 16　水分はどれだけ摂ればよいの？ ……………………………………………… 44

POINT 17　なぜ塩分制限が必要なの？ ………………………………………………… 46

POINT 18　塩分制限だけでよい？　蛋白制限は？ ……………………………………… 48
　　COLUMN　1日蛋白質摂取量は随時尿から推定できる？

POINT 19　血圧がいくつになったら治療を開始するの？ ………………………………… 50

POINT 20　ADPKD で蛋白尿？ ……………………………………………………… 52

POINT 21　太っていると進行しやすい？ ……………………………………………… 54
　　COLUMN 1　ADPKD と糖尿病
　　COLUMN 2　ADPKD と SGLT2 阻害薬

POINT 22　カフェインはよくないの？ ……………………………………………… 58
　　COLUMN　カフェインはどのくらいなら摂ってもよい？

POINT 23　お酒は飲んでもよい？ ………………………………………………… 62

POINT 24　発熱・痛み・血尿が出たら ……………………………………………… 64

Part 5　合併症の管理―腎臓以外で気をつけるべき病態

POINT 25　脳動脈瘤のスクリーニングはいつ行う？ ……………………………… 68
　　COLUMN　MRI 検査を受けるのが難しい場合

POINT 26　心臓超音波検査でのスクリーニングはなぜ必要？ ………………………… 70

POINT 27　肝囊胞はどうフォローする？ ……………………………………………… 72

POINT 28　女性は肝囊胞のハイリスク！ ……………………………………………… 74

Part 6　トルバプタン治療への道のり―薬の説明から導入まで

POINT 29　トルバプタンってどんな薬？ …………………………………………… 78

POINT 30　トルバプタンはどのくらい効果があるの？ ……………………………… 80

POINT 31　トルバプタンはどんな患者さんに使えるの？ …………………………… 82

POINT 32　治療適応になった患者さんにどう伝える？ ……………………………… 86
　　COLUMN　トルバプタンを処方するために

POINT 33　治療を躊躇する患者さんにどう向きあう？ ……………………………… 88

v

POINT 34	難病医療費助成はどんな手続きが必要なの？	90
POINT 35	入院前の患者さんに何を心掛けてもらう？	92
POINT 36	入院中にどんな助言（指導）をする？	94

Part 7　トルバプタン治療中の経過のみかた―治療開始後の管理

POINT 37	クレアチニンが上がった！　大丈夫なの？	98
POINT 38	腎臓が大きくなった！　薬は効いている？	102
POINT 39	水分は足りている？①　―浸透圧をみる	104

COLUMN 1 　尿浸透圧はトルバプタンの効果を予測する指標にもなる①

COLUMN 2 　尿浸透圧はトルバプタンの効果を予測する指標にもなる②

POINT 40	水分は足りている？②　―ナトリウムをみる	108
POINT 41	水分は足りている？③　―尿素窒素をみる	110
POINT 42	薬は多いほうがよい？	112

COLUMN 　ADPKD とサイアザイド系利尿薬

Part 8　トルバプタン治療中の注意点―日常の注意事項と副作用

| POINT 43 | こんな時は休薬する！ | 118 |

COLUMN 　トルバプタンと他の薬剤との相互作用

POINT 44	グレープフルーツジュースは飲んではいけないの？	120
POINT 45	肝障害が起きたら治療は中止する？	122
POINT 46	肝障害が起きた後はどうなるの？	124
POINT 47	肝障害が起きた患者さんに再投与はできる？	126

Part 9　腎機能低下時の対応―ADPKD ではここに注意！

POINT 48	腎機能が低下してきたら	130
POINT 49	腎性貧血の治療には注意が必要！	132
POINT 50	腎代替療法について，いつ，どう話す？	134

索引	139
おわりに	144
著者プロフィール	147

尿細管を旅する "尿素くん" のつぶやき

1. 旅のはじまり―糸球体〜近位尿細管 ……………………………………… 66
2. 仲間の尿素くんたちとの出会い―ヘンレ下行脚 …………………………… 76
3. Naくんたちとの別れ―ヘンレ上行脚 ………………………………………… 96
4. ご主人さまと尿素くんたちの関係―遠位尿細管〜集合管 ……………… 116
5. 尿素くんのやすみ時間―間質〜直血管 ………………………………… 128
6. 尿細管を一周してきた尿素くん―直血管〜ヘンレ下行脚 ……………… 138

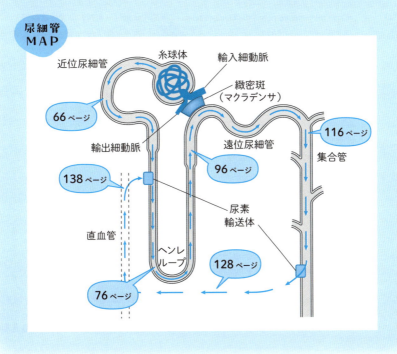

> 本書の薬剤の用法・用量などには添付文書外の情報も含まれ，実地臨床での使用に基づき記載しております．
> 本書に記載した使用法によって問題が生じたとしても，著者，出版社はその責を負いかねますので予めご了承ください．

略語一覧

略　語	欧　語	日本語
AC	adenyl cyclase	アデニールシクラーゼ
ACEI	angiotensin converting enzyme inhibitor	アンジオテンシン変換酵素阻害薬
ADPKD	autosomal dominant polycystic kidney disease	常染色体顕性（優性）多発性嚢胞腎
ALP	alkaline phosphatase	アルカリホスファターゼ
ALT	alanine aminotransferase	アラニンアミノトランスフェラーゼ
AMP	adenosine monophosphate	アデノシン一リン酸
AMPK	AMP-activated kinase	AMP 活性化キナーゼ
ANP	atrial natriuretic peptide	心房性 Na 利尿ペプチド
APD	automated peritoneal dialysis	自動腹膜透析
AQP	aquaporin	アクアポリン
AR	aortic regurgitation	大動脈弁逆流症
ARB	angiotensin Ⅱ receptor blocker	アンジオテンシンⅡ受容体拮抗薬
ARPKD	autosomal recessive polycystic kidney disease	常染色体潜性（劣性）多発性嚢胞腎
AST	aspartate aminotransferase	アスパラギン酸アミノトランスフェラーゼ
AVP	arginine vasopressin	アルギニンバソプレシン
BMI	body mass index	体格指数
BUN	blood urea nitrogen	血中尿素窒素
cAMP	cyclic adenosine monophosphate	環状アデノシン一リン酸
CCB	calcium channel blocker	Ca（チャネル）拮抗薬
CCN2	cellular communication network factor 2	－
Ccr	creatinine clearance	クレアチニンクリアランス
CKD	chronic kidney disease	慢性腎臓病
Cr	creatinine	クレアチニン
CRISP	Consortium for Radiologic Imaging Studies of Polycystic Kidney Disease	－
CRP	C-reactive protein	C 反応性蛋白
CYP	cytochrome P450	シトクロム P450
DILI	drug-induced liver injury	薬物性肝障害
DIPAK	Developing Interventions to Halt Progression of Autosomal Dominant Polycystic Kidney Disease	－
eGFR	estimated glomerular filtration rate	推算糸球体濾過量
eGFRcr	creatinine-based estimated glomerular filtration rate	クレアチニンに基づく推算糸球体濾過量
eGFRcys	cystatin C-based estimated glomerular filtration rate	シスタチン C に基づく推算糸球体濾過量
ENaC	epithelial Na channel	上皮型 Na チャネル
EPO	erythropoietin	エリスロポエチン
ESA	erythropoiesis stimulating agent	赤血球造血刺激因子製剤
ES 細胞	embryonic stem cell	胚性幹細胞
FEK	fractional excretion of potassium	尿中 K 排泄率
FENa	fractional excretion of sodium	尿中 Na 排泄率
FEUA	fractional excretion of uric acid	尿中尿酸排泄率
FEUN	fractional excretion of urea nitrogen	尿中尿素窒素排泄率

viii

略　語	欧　語	日本語
FSH	follicle stimulating hormone	卵胞刺激ホルモン
GFR	glomerular filtration rate	糸球体濾過量
GnRH	gonadotropin releasing hormone	性腺刺激ホルモン放出ホルモン
HALT-PKD	Halt Progression of Polycystic Kidney Disease	−
Hb	hemoglobin	ヘモグロビン
HD	hemodialysis	血液透析
HDL	high density lipoprotein	高比重リポ蛋白
HIF	hypoxia-inducible factor	低酸素誘導因子
HOCM	hypertrophic obstructive cardiomyopathy	閉塞性肥大型心筋症
htTKV	height adjusted total kidney volume	身長あたりの両側総腎容積
IDCM	idiopathic dilated cardiomyopathy	特発性拡張型心筋症
IGF-1	insulin-like growth factor 1	インスリン様成長因子 1
IPP	intraperitoneal pressure	腹腔内圧
JGA	juxtaglomerular apparatus	傍糸球体装置
KO	knockout	ノックアウト
LD	lactate dehydrogenase	乳酸脱水素酵素
LDL	low density lipoprotein	低比重リポ蛋白
LH	luteinizing hormone	黄体形成ホルモン
LVH	left ventricular hypertrophy	左室肥大
LVNC	left ventricular noncompaction	左室緻密化障害
MCP-1	monocyte chemoattractant protein 1	単球走化性蛋白 1
MDRD	Modification of Diet in Renal Disease	−
mGFR	measured glomerular filtration rate	実測糸球体濾過量
MR	mitral regurgitation	僧帽弁逆流症
mTOR	mammalian target of rapamycin	哺乳類ラパマイシン標的蛋白
MVP	mitral valve prolapse	僧帽弁逸脱症
NAG	N-acetyl-β-D-glucosaminidase	N-アセチルグルコサミニダーゼ
NCC	Na-Cl co-transporter	Na-Cl 共輸送体
NHE3	Na/H exchanger 3	Na/H 交換輸送体 3
NKCC	Na-K-2Cl co-transporter	Na-K-2Cl 共輸送体
NPHP	nephronophthisis	ネフロン癆
NSAIDs	non-steroidal anti-inflammatory drugs	非ステロイド性抗炎症薬
OVLT	organum vasculosum of the lamina terminalis	終板脈管器官
PC	polycystin	ポリシスチン
PD	peritoneal dialysis	腹膜透析
PDE	phophodiesterase	ホスホジエステラーゼ
PH	prolyl hydroxylase	プロリルヒドロキシラーゼ
PKA	protein kinase A	プロテインキナーゼ A
*PKD1*NT	*PKD1* non-truncating mutations	*PKD1* 非短絡変異
*PKD1*T	*PKD1* truncating mutations	*PKD1* 短絡変異
PR	pulmonary regurgitation	肺動脈弁逆流症
PTDM	post-transplantation diabetes mellitus	移植後糖尿病
RA	renin-angiotensin	レニン・アンジオテンシン
RAA	renin-angiotensin-aldosterone	レニン・アンジオテンシン・アルドステロン

略　語	欧　語	日本語
RDPLF	Registre de Dialyse Péritonéale de Langue Française	−
REIN	French Renal Epidemiology and Information Network	−
REPRISE	Replicating Evidence of Preserved Renal Function：an Investigation of Tolvaptan Safety and Efficacy in ADPKD	−
SGLT2	sodium-glucose cotransporter 2	Na/ グルコース共役輸送担体 2
SIADH	syndrome of inappropriate antidiuretic hormone secretion	抗利尿ホルモン不適切分泌症候群
TAE	transcatheter arterial embolization	経カテーテル動脈塞栓療法
TEMPO	Tolvaptan Efficacy and Safety in Management of Autosomal Dominant Polycystic Kidney Disease and Its Outcomes	−
TG	triglyceride	トリグリセライド，中性脂肪
TGF	tubuloglomerular feedback	尿細管-糸球体フィードバック
TKV	total kidney volume	両側総腎容積
TR	tricuspid regurgitation	三尖弁逆流症
V2R	vasopressin V_2 receptor	バソプレシン V_2 受容体
YAP	yes-associated protein	−
α_1MG	α_1 microglobulin	α_1 マイクログロブリン
β_2MG	β_2 microglobulin	β_2 マイクログロブリン
γGTP	γ-glutamyl transpeptidase	γ-グルタミルトランスペプチダーゼ

Part 1

患者さんからの質問に答える
― 多発性嚢胞腎ってどんな病気？

イラストはPKD腎臓内科クリニックマスコットキャラクター

突然の ADPKD の診断…どんな病気なの？

POINT 01

健診の超音波検査で多発性の腎囊胞を指摘され，受診されることが多いと思います．家族歴がある場合は，親から話を聞いてある程度の知識をもっていることもありますが，家族歴がない場合や，親が ADPKD であることを知らない場合は，とても不安に感じるかもしれません．急激に進行する疾患ではないので，過度の不安を抱かせず，時間をかけて病気と向き合える状況をつくっていくことを心掛けます．それには，正しい知識を伝え，これから何をしていけばよいか，少しずつ丁寧に話をしていきます．

腎臓がどういうものかを知らない患者さんも多いので，以下に述べるように，基礎的な部分も含め，患者さんの理解度にあわせて少しずつ話をすすめます．

ADPKD という病気の説明

1. 基礎的な説明

① 腎臓には糸球体と尿細管という部分があります．
② 尿細管のかたちは遺伝子によって決まっています（人間の身体のつくりは遺伝子により設計されています）．
③ その遺伝子に変異が起こることにより，尿細管の「かたち」を調節することができなくなり，膨らんできて水がたまることにより囊胞がつくられます（図1）（**POINT02**参照）．

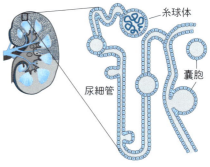

図1　腎臓にできる囊胞

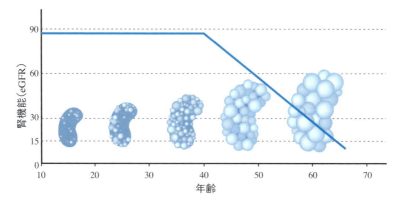

図2　加齢と腎容積・腎機能の変化

④ 加齢とともに囊胞の数が多くなり，その膨らみも大きくなります．
⑤ 腎臓そのものが正常の数倍にもなり，腎臓の働きが低下してきます（図2）．

2. 遺伝性の病気であること
① 家族歴がある場合：両親のどちらかから変異した遺伝子を受け継いだことによります．
② 家族歴がない場合：生まれる時に遺伝子に変異が新たに生じたことによります．これを「突然変異」といいますが，誰でも生まれる時に十数か所に起こるとされており，たまたま囊胞腎の原因遺伝子にこの突然変異が生じたということです．

3. ADPKDの特徴と向き合い方
① 長い年月をかけて少しずつ進行していく病気です．
② 同じ病気の家族の中でも進行の程度に差があります．
③ 生活習慣などの環境要因が疾患の進行に大きく影響します．
④ はじめに現在の状態を合併症も含めて正確に把握し，それにあわせた生活習慣，治療を考えていきます．
⑤ 進行を遅らせる治療法があります．

病気の説明については，厚生労働省「進行性腎障害に関する調査研究班」多発性囊胞腎分科会で作成した『まんがで知る多発性囊胞腎』（ウェブサイトからダウンロード可能）[1] を活用していただくと理解が得られやすいと思います．

最初に行うこと
① 血液検査や尿検査で腎機能や尿蛋白の程度を把握します．
② CTあるいはMRIでTKVを測定します．
③ 血圧を測定し，高いようであれば，白衣高血圧の可能性もあるため，自宅血圧測定を促します．
④ 頭部MRA検査にて脳動脈瘤のスクリーニングを予定します．

● 文 献 ●
1) 厚生労働科学研究費補助金 難治性疾患克服研究事業 進行性腎障害に関する調査研究班 多発性囊胞腎分科会：まんがで知る多発性囊胞腎 https://jsn.or.jp/jsn_new/news/PKD_manga.pdf（2023年10月3日閲覧）

POINT 02 なぜ囊胞はできる？

ADPKDは長く付き合っていく病気なので，患者さんに病気を正しく理解してもらう必要があります．「囊胞とは何か」「なぜできるのか」「どのような影響があるのか」を説明します．

囊胞とは何か

「囊胞とは」「どこからできるのか」「悪性ではないのか」をまず説明します．

なぜ囊胞ができるのか

「なぜ囊胞ができるのか」を説明するために，少しだけ遺伝子の話をする必要があります．

体を建築物，遺伝子を設計図にたとえます（図1）．

尿細管細胞には"繊毛（せんもう）"があり，それがセンサーとして働き，尿細管が正しく機能するようにつくられます．繊毛形成には多くの遺伝子がかかわっており，それぞれの遺伝子変異により様々な病気が引き起こされ，"繊毛病（ciliopathy）"としてまとめられています．

ADPKDも繊毛病の1つであり，おもに *PKD1* と *PKD2* の遺伝子変異により起こります．*PKD1* と *PKD2* がそれぞれ産生するポリシスチン1（PC1），ポリシスチン2（PC2）蛋白は繊毛に局在します．PC1が尿流を感知するセンサーとして，PC2がそのシグナルを受け取り，細胞内にCaを流入させるイオンチャネルとして働きます．細胞内にCa

> **患者さんにはこう伝える**
>
> 囊胞とは液体が入った袋で，体のいろいろなところにできます．
>
> 袋をつくっている壁（細胞）は，もともと人間がもっている体の一部で，腎臓では尿細管から，肝臓では胆管から発生します．尿細管も胆管も，尿や胆汁が流れています．その管が膨らみ，液体がたまってしまったものが囊胞です．
>
> 囊胞は"がん"のように，悪性のものではありません．

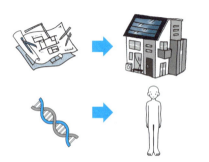

図1 体を建築物，遺伝子を設計図にたとえる

> **患者さんにはこう伝える**
>
> 家などの建築物は設計図をもとにつくられます．正しい設計図のもとにつくられないと，しっかりとした家はできません．
>
> 人間の体の設計図は遺伝子です．
>
> 腎臓の尿細管の"かたち"も遺伝子によって決められています．

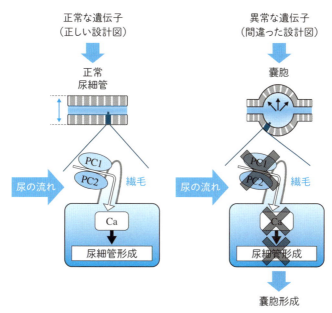

図2 なぜ嚢胞ができるのか

を流入させることによって正常な尿細管形成に寄与しています（図2）．しかし，遺伝子変異が起こると，尿細管が正常に形成されないために，その部分が膨らんできます．その機序はまだ完全に解明されていませんが，尿細管細胞における，①細胞極性の形成，②細胞増殖の制御，③液分泌の調節，④細胞接着，などの障害によるとされています．膨らんだ尿細管は次第に袋状になり，もとの尿細管から切り離され，完全に袋として独立し，嚢胞になります．

嚢胞はどのような影響を及ぼすか

嚢胞が何をもたらすかを説明します．

 患者さんにはこう伝える

　加齢とともに次々に嚢胞が形成され，様々な刺激によって"成長"して増大していきます．その結果，腎機能が低下し，60歳までに約半数の患者さんが末期腎不全に至ります．
　嚢胞の増大に伴い，腎臓全体が少しずつ大きくなっていきます．急に大きくなることはまれなので自覚症状はあまりありませんが，腹部膨満感や痛みを感じることもあります．
　一方，嚢胞からの圧迫やアポトーシス（細胞死），間質線維化などにより，正常な腎組織（腎実質）は徐々に消失していきます．

なぜ大人で発見される？

多くの遺伝病は小児期に発見されますが，ADPKDでは，そのほとんどが大人になってから発見されます．大人で発見される遺伝病としては，ハンチントン病，遺伝性乳がん，などがあります．いずれも"顕性遺伝（優性遺伝）"の疾患です．ADPKDも"顕性遺伝"の疾患であるために，加齢とともに徐々に病態が進行し，大人で発見されます．その理由を説明します．

 受け継がれる遺伝子変異

両親のどちらかがADPKDの場合，変異をもつ *PKD* 遺伝子（青）と正常の *PKD* 遺伝子（白）を1つずつもっています（図1の父親）．変異のある *PKD* 遺伝子を受け継いだ場合，ADPKDになります（図1の患者）．

ここで大事なのが，患者はADPKDでない親（図1の母親）から正常な *PKD* 遺伝子（うすいグレー）も受け継いでいるということです．変異 *PKD* 遺伝子を受け継いでいても，正常な *PKD* 遺伝子が働いている限り，尿細管のかたちは正常につくられます．

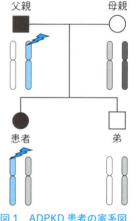

図1　ADPKD患者の家系図と遺伝子の例

 体細胞変異

では，なぜ嚢胞ができてくるのでしょうか．

ADPKDでは親から受け継いだ遺伝子変異（生殖細胞変異）をもっていますが，もう1つの正常な *PKD* 遺伝子（うすいグレー）が働いています．しかし，ほんの一握りの細胞（ネフロンの1〜2％程度）でその遺伝子に突然変異が起きることがあります（図2）．これを体細胞変異といい，腎臓ではその頻度が高いとされています．生殖細胞変異に続いて起こるため，「ツーヒット説」といわれ，がん抑制遺伝子で使われる用語です．

体細胞変異が起きた細胞では，正常な *PKD* 遺伝子がなくなるため，尿細管のかたちを調節できなくなり，嚢胞が形成されます．

大人になるまで発見されない理由

嚢胞は小さい頃からでき始めていますが，嚢胞ができたとしても，最初は顕微鏡でしかわからないような微小嚢胞です．周りに腎臓の正常組織があるため，風船を膨らませるように急激に大きくなることはありません．嚢胞の径が1mm以上になってはじめてMRI検査で検出できるようになります（図3）[1]．

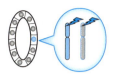

図2 ADPKD患者の尿細管細胞
（体細胞）

母親から受け継いだ正常な*PKD*遺伝子に変異が起こる（体細胞変異）

図3 囊胞の大きさと検出方法
（文献1）より引用）

その後，囊胞は何年もかけて徐々に大きくなり，その数も増えていき，腎臓全体が腫大していきます．

そのために，多くの患者さんが大人になってから発見されるのです．

● 文　献 ●

1) 望月俊雄：日内会誌 2013；102：1159-1165
2) Nishio S, et al：J Clin Invest 2005；115：910-918

COLUMN

囊胞はどうやってできる？

体細胞変異が起きた細胞はどのようにして囊胞を形成していくのでしょうか．

私たちは，その詳細を調べるために，ノックアウト（KO）キメラマウスを用いて実験しました．KOキメラマウスは，正常な胚性幹細胞（正常ES細胞）と遺伝子発現のないES細胞（KO細胞）を混在させて作製したものです．ADPKDにおいて，生殖細胞変異に加えて体細胞変異が起きた細胞をKO細胞，そうでない細胞を正常細胞として想定したものです．

最初は両者が混在して囊胞を形成していきますが，そのうちに，KO細胞が増殖する一方で，正常細胞はアポトーシスを起こし，徐々に消失していきます．さらにKO細胞は扁平化し，大きな囊胞を形成していきます（図4）[2]．

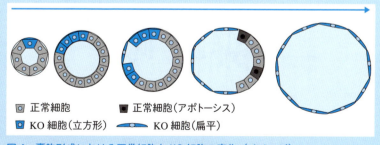

図4 囊胞形成における正常細胞とKO細胞の変化（イメージ）
KO：ノックアウト
（文献2）より改変）

POINT 04 親と同じように透析をしなければならなくなる？

親が若くして腎代替療法を開始した患者さんも少なくありません．患者さんは，「自分もそうなるのか」という不安をもっています．その傾向はあるとしても，必ずしも親と同じような経過をたどるわけではないことを理解してもらいます．

家系ごとに病気の進行は異なる

家系ごとに，病気の進行に差があることは知られています．

同一家系に共通するのは，受け継がれる遺伝子変異（生殖細胞変異）そのものです．

PKD1 遺伝子変異をもつ家系（*PKD1* 家系）のほうが，*PKD2* 遺伝子変異をもつ家系（*PKD2* 家系）に比べて，末期腎不全に至るのが 16 ～ 20 年早いといわれています（POINT08参照）．

このことは，同じ遺伝子変異をもつ家系内では同じような臨床経過をたどる傾向があるということを示唆しています．

同じ家系内でも病気の進行は異なる

一方，同じ家系内であっても，その予後に差があることはよく経験することです．

遺伝子変異型による腎予後の違いと同一家系内でのばらつきについての報告を紹介します（図1）[1]．

図1 の1本の縦線は，同一家系を示しています．*PKD1* 家系と *PKD2* 家系で明らかに差がありますが，同じ家系内においても末期腎不全到達年齢に大きな差があることがわ

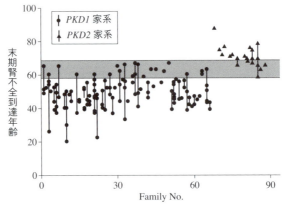

図1 遺伝子変異型による腎予後の違いと同一家系内でのばらつき
（文献1）より改変）

かります[1].

このように同一家系内で大きな差が出る要因として，① ADPKD の特殊な遺伝学的発症機序「体細胞変異によるツーヒット」が起こるタイミングや頻度が，人それぞれ異なること，②病態が進行して症状が顕性化してくるまで相当長い年月を要するため，環境要因が大きく影響すること，が考えられます．

以上から，必ずしも「親と同じような経過をたどる」というわけではないことを理解してもらいます．同時に，私たちには 1 人 1 人の患者さんの病態にあわせて診療していくことが求められます．

● 文　献 ●
1) Pei Y：Nephron Clin Pract 2011；118：c19-c30
2) Harris PC, et al：J Am Soc Nephrol 2006；17：3013-3019

COLUMN

体細胞変異は重要な予後因子？

PKD1 変異のある患者のほうが *PKD2* 変異のある患者より進行が速いといわれています．

両者を比較した研究から，その要因は「囊胞の成長（腎容積増大速度）」の差ではなく，「囊胞の数」の差によることがわかりました[2]．図 2 に示すように囊胞の数は加齢とともに増加しますが，*PKD1* 変異のある患者のほうが *PKD2* 変異のある患者よりも囊胞数が多いことがわかります[2]．

なぜ，「囊胞の数」に差があるのでしょうか．

本論文では，囊胞は体細胞変異が起こることにより形成されるので，遺伝子の翻訳領域が大きい *PKD1*（14 kb）のほうが *PKD2*（3 kb）に比べて体細胞変異を起こす頻度が高くなり，囊胞の数に差ができると考察されています．

このことから，体細胞変異の頻度やタイミングは，遺伝子型の違いの要因としてだけでなく，同一家系内における個人差をも大きく左右する重要な予後因子ととらえることもできます．そう考えると，体細胞変異を起こらないようにする，あるいは起こしやすくする要因を抑制することができれば，進行抑制につながる治療法の 1 つになるかもしれません．

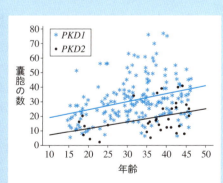

図 2　遺伝子変異型による囊胞の数の違い
（文献 2）より改変）

この先どうなる？ —妊娠・出産，子どものこと

ADPKDは妊娠可能な年齢で発見されることも少なくありません．女性の患者さんでは，妊娠・出産や不妊治療などについて悩むこともあると思います．また，子どもへの遺伝や子どもの検査について気になる方も多いでしょう．よく受けるこういった質問に対して，私は次のように答えています．

妊娠・出産できるのか

腎臓の大きさと腎機能に問題がなければ，妊娠・出産は可能です．よほど進行が速く，大きな腎臓でない限り，妊娠子宮を圧迫するようなことはなく，スペース的な問題はありません．

腎機能については，CKDにおける基準と同様に考えます．Ccr 70 mL/分以上が妊娠許可基準です．eGFRに換算するとおおよそ50 mL/分/1.73 m^{2}に相当します．ただし，ADPKDは基本的に進行していく疾患のため，今後の進行予測なども踏まえて判断します（不妊治療については，POINT28参照）．

子どもに遺伝してしまうのか

ADPKDは常染色体顕性遺伝（優性遺伝）形式をとり，浸透率は100%なので，1/2の確率で遺伝します．1/2というのは，2人に1人ということではなく，子どもが生まれる時に親の遺伝子のうち変異遺伝子を受け継ぐか，正常な遺伝子を受け継ぐかによって決まります．したがって，子ども全員に遺伝することも，誰にも遺伝しないこともあります．

子どもの検査をしたほうがよいのか

幼少期から診断される早期発症ADPKDに該当する頻度は高いものではありません．多くの場合，囊胞があったとしても何らかの徴候がみられることはまれです．

1. 何歳頃から囊胞は認められるのか

ADPKD患者の子どもを対象に行った超音波検査の結果を図[1]に示します．1/2の確率で遺伝すると仮定して考えると，半分の子どもには囊胞が認められないはずです．9〜12歳ですでに約半分の子どもで少なくとも片腎に囊胞が認められています．この年齢で腎囊胞が認められることはまれなので，囊胞が認められた子どもはADPKDの可能性が非常に高いといえます．

このことから，10歳代で検査をすれば，ある程度の診断はできます．ただし，診断がついたとしても，そのメリットはほとんどありません．

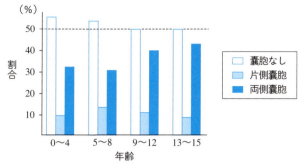

図 ADPKD患者の子どもを対象に行った超音波検査の結果
（文献1）より改変）

2. 何歳頃に検査をしたらよいのか

お子さんご自身ならびにご家族の考えもあると思いますが，成人年齢に達した段階での検査が妥当ではないかと思います．脳動脈瘤やくも膜下出血のADPKD患者がいる家系であれば，18～21歳に最初の検査をするという提案もされています．

今はトルバプタン治療や高血圧治療が積極的に行われており，その適応がある場合には早めに治療を開始することにより進行を遅らせるメリットがあります．

成人になれば，病気についての理解もできるようになると思います．就職，結婚など人生の転換期になりますが，お子さんの一生を考えたうえで，いつ検査をしたらよいか話し合えばよいでしょう．

また，検査を受ける前に生命保険に加入することをすすめています．診断がついてしまうと，一般的な生命保険に入れないことが多いからです．

3. 子どもの検査をする前に患者さんに伝えておきたいこと

お子さんの診断がついていない場合でも，①水分を十分に摂る，②塩分を摂りすぎない，③太らない，という生活習慣をつけることを提案しています．具体的には「のどが渇いたら，トイレに行ったら（特に尿が濃い時）水分補給する」「ご家庭の味つけを薄めにする」「お菓子などを食べ過ぎない」「適度に運動する」などでしょうか．遺伝していなかったとしても，決して悪い習慣ではありません．

人生80年とすれば，最初の20年間にこのような生活習慣を身につけることにより，進行を遅らせることが期待され，将来的に開発されるであろう新しい治療を受けられる可能性が高くなります．

● 文　献 ●

1) Reed B, et al：Am J Kidney Dis 2010；56：50-56

Part 2

診断の実際
―適切な診断のために

POINT 06 超音波検査で腎嚢胞が見つかったら ADPKD？

年齢や家族歴，腎臓の形態を確認することになりますが，多くの場合，ADPKD と診断できます．ただし，腎臓や肝臓の嚢胞は，ADPKD でなくても加齢（30 歳以上）とともに 1 個〜数個認められることは少なくありません．嚢胞が数個以内の場合は，ADPKD か単純性多発腎嚢胞かを鑑別します．

ADPKD の診断

1. 家族歴がある場合

Pei らが示した超音波検査による診断基準を示します（表）[1]．これは，ADPKD 家系において，遺伝子検査により確定診断される前に行った超音波検査での嚢胞数を調べ，それに対して，遺伝子変異が検出された場合を陽性，検出されなかった場合を陰性として，予測値を調べたものです．超音波検査で確実にある一定数の嚢胞が認められる場合の陽性予測値は 100％を示しています．

このように，家族歴がある場合は，年齢にもよりますが，超音波検査で嚢胞が複数認められれば，ADPKD と診断できます．

2. 家族歴がない場合

日本の診断基準では，「16 歳以上で，超音波断層像，CT，MRI で，両腎に嚢胞が各々5 個以上確認されているもの」となっています[2]．

ただし，その注釈にいくつかの嚢胞性腎疾患を除外するという条件があります．

除外すべき嚢胞性腎疾患

1. 単純性多発腎嚢胞

最も間違われやすいのが単純性多発腎嚢胞です．中高年で両側に数個の嚢胞が認められる場合，家族歴がなくても，上記の診断基準に従って ADPKD と診断してしまうことがあります．ただし，両者の画像所見には明らかな違いがあります．

表　Pei らの超音波検査による ADPKD の診断基準（適格診断基準，家族歴がある場合）

年齢	基準	陽性予測値	感度
15〜29 歳	嚢胞が 3 個以上（両腎あるいは片腎）	100％	81.7％
30〜39 歳	嚢胞が 3 個以上（両腎あるいは片腎）	100％	95.5％
40〜59 歳	両腎に嚢胞が各々 2 個以上	100％	90.0％

（文献 1）より改変）

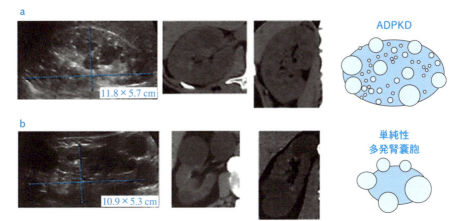

図1　ADPKD（a）と単純性多発腎囊胞（b）の所見の違い

　ADPKDでは，超音波検査で確認できないような小さな囊胞が多数存在するために腎臓は全体的に腫大します（図1-a）．

　それに対して，単純性多発腎囊胞では，比較的大きな囊胞が数個認められますが，囊胞以外の部分は正常の腎臓の形態を保っており，腎実質の腫大は認められません（図1-b）．また多くの場合，腎機能は正常で，尿異常所見も認めません．腎機能低下が認められる場合や蛋白尿が認められる場合は，他の腎疾患の合併を考える必要があります．

　しかし，最近，単純性多発腎囊胞と考えられていた症例のなかに，*PKD1/PKD2*以外の遺伝子変異があることも報告されています（COLUMN 1参照）．腎実質の腫大傾向が少しでも認められ，両側の腎臓にやや多く（5〜10個以上）の囊胞を認める場合には，家族歴を再度確認するとともにMRI検査を行い，経過観察することがすすめられます．

2. その他の除外すべき囊胞性腎疾患

　まれですが，ADPKDに類似した形態を示す疾患があります．

　若年発症の場合は，潜性遺伝（劣性遺伝）性の囊胞性腎疾患を伴う繊毛病の可能性があります．両親は発症しないので家族歴を確認できないことがほとんどですが，何らかの随伴症状を伴っている場合もあり，鑑別には重要です．

　最近報告されたSekineらの総説[3]は，ADPKDの鑑別診断について詳細に記載されているので参考になります．

● 文 献 ●

1) Pei Y, et al：J Am Soc Nephrol 2009；20：205-212
2) 成田一衛（監），厚生労働科学研究費補助金 難治性疾患等政策研究事業（難治性疾患政策研究事業）難治性腎障害に関する調査研究班（編）：診断基準．エビデンスに基づく多発性嚢胞腎（PKD）診療ガイドライン 2020．東京医学社，2020：5-6
3) Sekine A, et al：J Clin Med 2022；11：6528
4) Porath B, et al：Am J Hum Genet 2016；98：1193-1207
5) Senum SR, et al：Am J Hum Genet 2022；109：136-156
6) Fujimaru T, et al：Kidney Int Rep, 2024 DOI：https://doi.org/10.1016/j.ekir.2024.06.021（Online ahead of print）
7) Mochizuki T, et al：Nature 1998；395：177-181
8) Otto EA, et al：Nat Genet 2003；4：413-420
9) Bataille S, et al：Am J Kidney Dis 2011；58：456-460
10) Oka M, et al：Am J Kidney Dis 2014；64：660

COLUMN 1　ADPKDのマイナーな原因遺伝子

　最近，ADPKDの原因遺伝子として，PKD1ならびにPKD2遺伝子以外の遺伝子変異が報告されています．なかでもGANAB，IFT140の変異では，単純性多発腎嚢胞に類似した形態を示す場合があります．

　GANABは，ポリシスチン1ならびにポリシスチン2蛋白が繊毛で働くために必要な蛋白質であるglucosidase Ⅱ subunit αをコードする遺伝子です．その変異をもつ家系では，両腎に数個の大きめの嚢胞ならびに肝嚢胞も認められます．臨床的には腎機能の低下をほとんど認めません[4]．

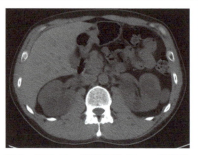

図2　IFT140の変異を認めた40歳代男性のCT画像

　IFT140は繊毛内輸送を担う蛋白質をコードする遺伝子ですが，その変異によってもADPKDというより単純性多発腎嚢胞に近い形態を示します．GANAB変異と同様に，大きな嚢胞が目立ち，腎不全に至ることはほとんどありません[5]．

　当院でIFT140の変異を認めた患者さん（40歳代男性）のCT画像を図2に示します．
　大きな嚢胞が目立ち，それによりTKVは645 mLとやや増大していますが，腎実質は十分に保たれています．eGFR 64.7 mL/分/1.72 m^{2}と腎機能低下は認めていません．
　家族歴がなく，非典型例としてフォローしていましたが，患者さんの希望もあり，遺伝子検査を行ったところ，IFT140ヘテロ接合体1塩基欠失を認めました[6]．
　このように，以前は単純性多発腎嚢胞と考えられた症例，嚢胞の数だけみるとADPKDの診断基準に当てはまる症例のなかに，ADPKDにおいてはマイナーな原因遺伝子による患者さんがいることもわかってきました．

11）Pennekamp P, et al：Curr Biol 2002：12：938–943
12）Karcher C, et al：Differentiation 2005：73：425–432
13）McGrath J, et al：Cell 2003：114：61–73
14）Onoe T, et al：Am J Case Rep 2013：14：20–25

COLUMN 2

内臓逆位と多発性嚢胞腎

内臓逆位の患者さんを診た経験はあるでしょうか？

内臓逆位は，左右を決定する胎生期の原始結節（ノード）の流れで決まり，それに関与する繊毛の遺伝子変異により，その方向が変わり，逆位を生じます．

まれですが，そのなかに嚢胞腎を合併している患者さんがいます．

私は，内臓逆位と嚢胞腎を合併する *Inv* マウスの原因遺伝子のクローニングに携わりました[7]．*Inv* 遺伝子はノードに局在し，左右を決定する重要な遺伝子であり，のちに若年性ネフロン癆（NPHP）の 1 つ NPHP2 でも *INV* が原因遺伝子であることが判明しました[8]．

また，ADPKD 患者のなかにも内臓逆位を合併する患者が報告されています．2011年に 3 人の患者で *PKD2* 遺伝子変異（large deletion, single-exon duplication, in-frame duplication）が報告され[9]，私たちも腎不全に至った内臓逆位のある ADPKD 患者で *PKD2* 遺伝子変異（nonsense mutation）を報告しました[10]．

マウスにおいては，*Pkd2* ノックアウトマウスのホモ接合体（$Pkd2^{-/-}$）で，全部ではないもののランダムに内臓逆位が発生すること[11]，一方，*Pkd1* ノックアウトマウスのホモ接合体（$Pkd1^{-/-}$）では内臓逆位は発生しないこと[12] が報告されています．

Pkd2 遺伝子は，左右を決定する胎生期のノードに局在し，Ca チャネルとしてノードの左側の細胞内 Ca を増加させ，ノードの流れを左側に導く役目をしています[13]．したがって，正常に働けば，左方向にノードの流れが起こるはずですが，*Pkd2* 遺伝子が働かないことにより，その方向はランダムに決まり，内臓逆位が発生する場合も発生しない場合もあります．

しかし，*PKD2* 遺伝子変異をもつ患者でも内臓逆位を合併するのはまれです．その理由は，ADPKD 患者では体細胞変異（ツーヒット）が起こらない限り，正常な遺伝子が 1 対存在するからです．したがって，内臓逆位が起こるのは，ノードにある *PKD2* 遺伝子に体細胞変異が起こった場合と考えられます．

しかし，① *PKD2* 変異の報告が上記の 2 つしかないこと[9][10]，②内臓逆位を合併した嚢胞腎患者で *PKD2* 遺伝子変異が認められなかったという症例報告があること[14]，③当院通院中の内臓逆位を合併した家族歴のある ADPKD 患者では *PKD2* 遺伝子変異はなく，*PKD1* 遺伝子の 4 塩基欠失を認めたこと（未発表），などから，全例で *PKD2* 変異が原因だと決めつけるのは早急だと思います．*PKD1* 遺伝子が内臓逆位にかかわるのか，それとも他の内臓逆位を起こす遺伝子の変異をもちあわせただけなのか，まだわかっていません．そのため，もし，内臓逆位を合併した ADPKD 患者さんに出会ったら，ぜひ遺伝子解析をしていただければと思います．

POINT 07 除外診断はまず MRI 検査で！

「親が ADPKD で，自分にも遺伝しているかどうか確認したいのですが，遺伝子検査をするのでしょうか？」というような質問を受けることがあります．超音波検査で明らかな囊胞がなければ，年齢にもよりますが，除外診断のために行ってほしいのは，遺伝子検査ではなく，MRI 検査です．

ADPKD 診断のための除外基準

POINT06 で示した診断基準に加えて，Pei らは除外基準も作成しています（表）[1]．低年齢層では，超音波検査で囊胞が認められなくても除外できる確率が低くなることがわかります．

超音波検査で囊胞を認めなかった場合の除外診断

1. 家族歴がある場合の日本の診断基準[2]
① 超音波断層像で，両腎に囊胞が各々 3 個以上確認されているもの
② CT，MRI では，両腎に囊胞が各々 5 個以上確認されているもの

2. 超音波検査

超音波検査で囊胞が認められなければ，上記の基準を満たしません．

さらに，POINT06 で解説したとおり，家族歴がある場合，15 歳までに超音波検査で囊胞が認められれば ADPKD である可能性が高いと考えられます．

したがって，超音波検査で 1 つも囊胞が認められなければ，ほとんどの場合，除外診断できます．しかし，超音波検査機器の精度や技量により，囊胞が検出されない可能性もあります．

3. MRI 検査

さらに診断を確実にするために，臨床的に最も信頼できるのは MRI 検査です．

超音波検査では，ある程度の大きさにならないと囊胞を確認できません．それに対して，MRI 検査の T2 強調画像では，1～2 mm の囊胞が白い点として描出されます[3]．特に腎臓が正常よりも大きい（長径 11 cm 以上）場合は微小囊胞が散在する可能性があります．図に微小囊胞のある MRI 画像を示します．MRI 検査で囊胞が認められなければ，16 歳以上の場合，除外診断してよいと思います．

4. 遺伝子検査

患者さんならびに患者さんのご家族が遺伝子診断を希望される場合もあります．

ADPKD 患者である親の遺伝子変異が判明している場合は，同じ変異があるかどうかを調べればよいので，それほど難しくありません．ただし，そのような場合でも，遺伝

表　Pei らの超音波検査による ADPKD 診断のための除外基準

年齢	基準	陰性予測値	感度
15〜29歳	囊胞なし	90.8%	97.1%
30〜39歳	囊胞なし	98.3%	94.8%
40〜59歳	囊胞なし	100%	93.9%

（文献1）より改変）

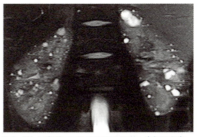

図　微小囊胞のある MRI 画像（自験例）

子検査は保険適用になっていないため，限られた施設でしかできません．

　親の遺伝子変異が不明の場合は，研究施設に依頼しない限り，民間の検査会社に自費（約5万円）での検査を依頼することになります．また，遺伝子変異の検出率は約80〜90%であり，確実に診断できるわけではありません．

　したがって，一般臨床において遺伝子検査を行うのはハードルが高いというのが現状です．

　以上から，家族歴がある場合は，超音波検査だけでなく，MRI 検査がより確実な診断に導くための方法としてすすめられます．

● 文　献 ●

1) Pei Y, et al：J Am Soc Nephrol 2009；20：205-212
2) 成田一衛（監），厚生労働科学研究費補助金 難治性疾患等政策研究事業（難治性疾患政策研究事業）難治性腎障害に関する調査研究班（編）：診断基準．エビデンスに基づく多発性囊胞腎（PKD）診療ガイドライン 2020．東京医学社，2020：5-6
3) Pei Y：Nephron Clin Pract 2011；118：c19-c30

POINT 08 遺伝子検査は必要？

ADPKD は遺伝性疾患なので，遺伝子検査に興味のある患者さんも少なくありません．遺伝子検査のハードルが高いことは POINT07 で述べましたが，具体的に以下のように説明します．

遺伝子検査に関する患者さんの疑問にこたえる

1．遺伝子検査はできるのか，その費用はかかるのか

遺伝子検査は可能です（COLUMN 1 参照）．ただし，保険適用ではないので，どこでもできるというわけではなく，研究目的に大学など一部の研究機関で行われています．民間では「かずさ DNA 研究所」が行っており，医療機関からの依頼で自費（5 万円程度）で行うことになります．また同意書など一連の手続きが必要になります．

2．遺伝子診断は確実なのか

遺伝子変異が見つかる確率は約 80〜90％で（COLUMN 2，3 参照），確実に診断できるとは限りません．特に，遺伝子変異を検出できなかった場合でも，除外診断できません．

COLUMN 1　遺伝子検査

遺伝子検査はどのようにして行われ，どのような結果が出るのでしょうか．

血液の白血球のうちリンパ球から DNA を抽出します．それを次世代シーケンサーなどで解析して塩基配列を決定します．

塩基配列の変異によりアミノ酸配列が変わり，正常な蛋白がつくられなくなります．様々な変異の種類（遺伝子変異型）があり，産生蛋白への影響が異なります（表 1）．

表1　遺伝子変異型の分類

遺伝子変異型の分類		遺伝子変異	
truncating（短絡）変異	産生蛋白が短くなってしまう変異	large deletion/insertion	大きな欠失・挿入
		nonsense	終止コドンへの変異
		frameshift	1〜数塩基の挿入や欠失によりアミノ酸配列がずれてしまう変異
		splicing	エクソン/イントロン結合部分での変異
non-truncating（非短絡）変異	不完全ながら産生蛋白ができる変異	substitution	1塩基置換によりアミノ酸が変わってしまう変異
		inframe deletion/insertion	3 の倍数の小さな欠失・挿入

3. 子どもに遺伝しているのか早めに知っておきたい

診断を希望される場合でも，必ずしも遺伝子検査は必要ではありません（POINT 05 参照）．

4. 移植のドナーになれるかどうか遺伝子診断してほしい

POINT 50 で説明しますが，遺伝子検査まで必要なケースはほとんどありません．

5. 受精卵での遺伝子診断ができるのかどうか

日本では受精卵を含めた出生前診断は，20歳までに生存が危ぶまれる場合に倫理委員会の承認を得て行われます．ADPKD の場合はその対象にはなりません．

遺伝子検査の有用性

このようなことから，現時点では遺伝子検査は簡単にできるものではなく，その必要性も低いと考えられます．しかし，遺伝子検査が全く無用というわけではなく，以下のような場合は，遺伝子検査の有用性があると考えられます．

1. 家族歴がない場合の診断

特に ADPKD に典型的な画像を示さない場合，鑑別診断に役立つ可能性があります（POINT 06 参照）．

COLUMN 2

ADPKD における遺伝子解析

私は，*PKD2* 遺伝子の発見[1] 以来，長年，遺伝子解析研究に携わってきました．次世代シーケンサーなど画期的な技術的進歩もあり，以前は難しかった *PKD1* 遺伝子の解析もある程度の精度で行えるようになりました[2]．

ADPKD と診断された 111 人の遺伝子解析の結果では，*PKD1* 変異が 84 人，*PKD2* 変異が 18 人同定されましたが，9 人で遺伝子変異を同定できませんでした（図1）[2]．

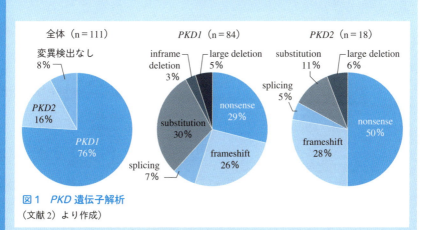

図1 *PKD* 遺伝子解析
（文献2）より作成）

2. 脳動脈瘤スクリーニングの根拠

　未破裂脳動脈瘤は，頭部 MRA 検査で発見されることがほとんどです．脳動脈瘤の家族歴がある場合は，積極的な ADPKD の診断ならびに脳動脈瘤スクリーニングが推奨されています．私たちの検討では，splicing や frameshift 変異をもつ家系において，若年で脳動脈瘤を発症する可能性が高いことがわかりました[3]（**POINT㉕**参照）．脳動脈瘤の家族歴がない ADPKD でもこれらの変異が同定されれば，より若年で ADPKD ならびに脳動脈瘤の積極的なスクリーニングを行う根拠になります．遺伝性乳癌（*BRCA* 遺伝子）で遺伝子変異が検出されれば，がんのスクリーニング検査が行われることと共通した考え方です．

3. 今後への期待

　将来的に，遺伝子型により治療選択ができるようになれば，遺伝子検査は有用になります．ファブリー病では，それが実際に行われています[4]．ミスセンス変異（substitution）

COLUMN 3

遺伝子型と表現型（臨床病型）との関連解析

　遺伝子変異が同定された **COLUMN 2** の患者を含めた患者 123 人で，遺伝子型と表現型を解析した結果を示します．

①**腎予後**：これまでの報告と同様に，*PKD2* 変異に比べて，*PKD1* 変異（特に *PKD1*T 変異）で腎予後不良でした（図2）[5]．さらに，*PKD1*T 変異のなかでは，splicing や frameshift 変異で予後不良でした（図3）[5]．

②**腎容積**：TKV 1,000 mL 以上ならびに ADPKD class（Mayo）分類 1C〜1E の患者での遺伝子変異型ごとのリスクを比較すると，splicing や frameshift 変異でリスクが高くなりました[6]．

③**肝嚢胞重症度ならびに脳動脈瘤発生率**：*PKD1* 変異では，肝嚢胞重症度ならびに脳動脈瘤発生率でも遺伝子変異型による臨床病型のリスクの違いがあることがわかりました（表2）[3,5〜7]．

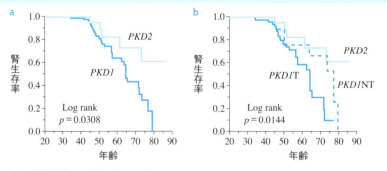

図2　遺伝子型による腎予後の違い
*PKD1*T：*PKD1* 短絡変異，*PKD1*NT：*PKD1* 非短絡変異
（文献 5）より改変）

の場合に，薬理学的シャペロン療法が保険適用されています．点滴治療が必要な酵素補充療法に対し，シャペロン療法は内服治療のため，患者さんにメリットがあります．ADPKDにおいても，将来的にそれぞれの変異に対する治療，特に遺伝子治療ができるようになれば，遺伝子検査の有用性が高まることが予想されます．

● 文 献 ●

1) Mochizuki T, et al：Science 1996；272：1339-1342
2) Mochizuki T, et al：Clin Exp Nephrol 2019；23：1022-1030
3) Kataoka H, et al：Stroke Vasc Interv Neurol 2022；2：e000203
4) 日本先天代謝異常学会：ファブリー病の概要．ファブリー病診療ガイドライン2020．診断と治療社，2020：2-9
5) Kataoka H, et al：J Clin Med 2020；9：146
6) Kataoka H, et al：Kidney Int Rep 2021；7：537-546
7) Kataoka H, et al：Hepatol Int 2021；15：791-803

このように遺伝子変異型によるリスクの違いがあることは確かですが，POINT04で解説したとおり，同じ遺伝子型をもつ同一家系内でも臨床病型が大きく異なることがADPKDの特徴です．遺伝子型は個々の臨床病態（腎容積，腎機能，肝囊胞）を必ずしも反映するものではないので，臨床現場において個々の遺伝子型を診療情報として活用することが難しいというのが現状です．

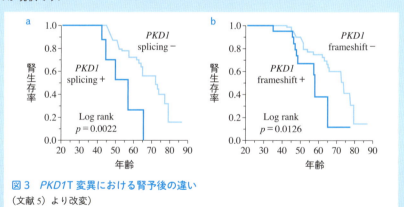

図3 PKD1T変異における腎予後の違い
（文献5）より改変）

表2 PKD1遺伝子変異型による臨床病型のリスク

遺伝子変異型	腎予後[5]	腎容積増大率[6]	肝囊胞重症度[7]	脳動脈瘤発生率[3]
nonsense			●	
frameshift	●	●		○（低年齢）
splicing	●	●		●
substitution				○（高年齢，低腎機能）

●：高リスク，○：中等度リスク

病態の把握と診療計画
— 教科書には載っていない実際のところ

POINT 09 診断後，まず行うのは？

ADPKDと診断された患者さんが，現在どのような病状なのかを把握するために，問診，診察，検査を進めていきます．

問　診

1．家族歴

血縁者のADPKDの診断年齢，腎機能，腎代替療法の有無を確認します．特に腎代替療法を開始した年齢は，患者さんの進行予測の参考になります．「58歳未満で末期腎不全に至った患者がその家系にいる場合は，進行が速いとされる*PKD1*家系の可能性が高い」という報告[1]があるからです．

また，合併症の有無（高血圧，脳動脈瘤やくも膜下出血，心血管合併症など）も確認します．特に脳動脈瘤やくも膜下出血を合併した血縁者がいる場合は，脳動脈瘤合併リスクが高いことが知られており，その聴取は非常に重要です．さらに，比較的若年で突然死した血縁者がいる場合，くも膜下出血による可能性も考えます．

2．既往歴

自覚症状を認めることは少ないものの，以下のようなADPKD特有の症状を経験していることもあります．

① **肉眼的血尿**：原因は様々ですが，35歳以前での血尿はリスク因子の1つです．
② **腹痛・背部痛**：痛みとはいかないまでも，違和感や腹部膨満感を経験することは少なくありません．
③ **ヘルニア**：鼠径部や臍部に認めることが多いとされます．

診　察

身体所見では，血圧，心雑音，腹部所見，浮腫などに注意します．
特に高血圧は，若年から認めることがあります．

検　査

1．血液・尿検査

一般的検査に加えて，初診時に行っておきたい検査を表に示します[2〜8]．

2．画像検査

① **腹部CT/MRI検査**：TKVを測定します（POINT⑩参照）．
② **頭部MRA検査**：脳動脈瘤のスクリーニングのために行います（POINT㉕参照）．

表 初診時に行っておきたい検査

検査	コメント
腎機能（シスタチンC）	シスタチンCはできれば測定する（保険適用は腎機能低下の疑い）．筋肉量が極端に多いか少ない場合にも参考になる．最近eGFRcys が eGFRcr より低い場合に腎不全や生命予後不良であること[2)3)]や，ADPKD では eGFRcys が htTKV と有意に相関することが報告されている[4)]．
カルシウム，リン	高リン血症がリスク因子という報告がある[5)]．
肝機能（AST，ALT，γGTP）	胆道系酵素（特にγGTP）は比較的高値を示す．肝嚢胞が著明な場合は，ビリルビン，ALP，LD なども測定する．
脂質（HDL，LDL，TG）	低 HDL 血症はリスク因子という報告がある[6)]．
浸透圧（血液・尿）	血液浸透圧が高値の場合は脱水傾向である（保険適用は"脱水症疑い"）．尿浸透圧は希釈尿・濃縮尿の判定に有用である．AVP は瞬時に変動するため，水分摂取習慣の判定には不向きである（保険適用は尿崩症あるいは SIADH）．
尿沈渣	白血球尿が認められる時は尿路感染症が疑われる．嚢胞出血では特徴的な非糸球体型赤血球（膜部顆粒成分凝集状胞ヘモグロビン赤血球）が認められることがある（POINT㉔参照）．
尿蛋白定量	微量アルブミン尿は予後不良因子であり，糸球体過剰濾過（高血圧や蛋白過剰摂取）の指標になると考えられるが，保険適用はない[7)8)]．
尿細管障害マーカー（尿中 NAG，β_2MG，α_1MG）	尿中の NAG，β_2MG，α_1MG の上昇は，尿細管障害を評価する指標になる（POINT⑳参照）．尿中β_2MG は酸性尿や低温で活性が極端に低下するので，室温保存のうえ尿 pH とともに測定することが推奨される．
尿生化学検査	尿中 Cr，尿素窒素，尿酸，Na，K の測定により，脱水の判定や1日食塩摂取量，1日 K 摂取量の推定をすることができる（POINT⑯，POINT⑰，POINT㊽参照）．

htTKV：身長あたりの TKV，AVP：血中バソプレシン濃度，SIADH：抗利尿ホルモン不適切分泌症候群，NAG：N-アセチルグルコサミニダーゼ，MG：マイクログロブリン

③ **心臓超音波検査**：心臓弁膜症や心筋症のスクリーニングのために行います（POINT㉖参照）．

● **文　献** ●

1) Pei Y：Nephron Clin Pract 2011；118：c19-c30
2) Chen DC, et al：JAMA Netw Open 2022；5：e2148940
3) Farrington DK, et al：Clin J Am Soc Nephrol 2023；18：1143-1152
4) Sans L, et al：PLoS One 2017；12：e0174583
5) Sato M, et al：Medicines（Basel）2020；7：13
6) Uchiyama K, et al：Clin Exp Nephrol 2021；25：970-980
7) Chapman AB, et al：J Am Soc Nephrol 1994；5：1349-1354
8) Gansevoort RT, et al：Nephrol Dial Transplant 2016；31：1887-1894

POINT 10 腎容積はどう測定し，評価する？

ADPKDと診断された患者さんが現在どのような病状なのかを把握するために大切なことは，腎臓の大きさを正確に測定することです．大きさだけでなく，その増大率も大事です．また，腎予後予測ツール（ADPKD class 分類）も活用します．

腎容積の測定法

超音波検査では全体像を把握することが難しく，腎容積の測定も正確にはできません．腹部CTあるいは腹部MRI検査で，TKVを以下のいずれかの方法で測定します．どちらの方法でもよいですが，腎容積増大率を計算する場合は，測定方法を統一することが原則です．

1．volumetry 法

最近では，専用のソフトで3D画像を作成し，腎臓の容積を測定する方法（volumetry）が汎用されています（図1）．

2．楕円体容積計算法

ソフトがない場合は，楕円体容積計算法により測定する方法もあります（図2, 3）．長径を計測するためには，CTの場合，thin-sliceで撮像し，画面上で冠状断面像を作成します．ただし，過去の画像などで，冠状断面像を作成することができない場合には，過小評価にはなりますが，長径をスライスの数，スライスの幅から計算し，簡易的に計算することもできます．

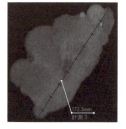

図1　volumetryによる腎容積測定のための3D画像

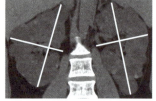

図2　楕円体容積計算法（2辺を用いる場合）
腎容積 = $\pi/6 \times$（長径）$\times$（短径）^{2} として計算する．

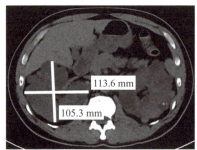
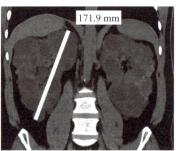

図3　楕円体容積計算法（3辺を用いる場合）
腎容積 = $\pi/6 \times$（長径）$\times$（横幅）$\times$（厚み）として計算する．

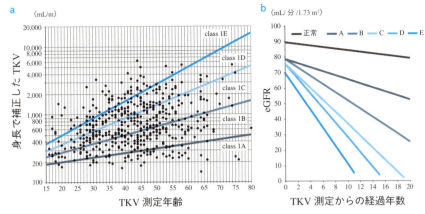

図4 ADPKD（Mayo）class 分類（a）と腎予後予測（b）
（文献1）より改変）

測定した TKV をどのように活用するか

1. 指定難病・トルバプタン適応の判定

ADPKD の指定難病診断基準とトルバプタンの適応条件が，TKV 750 mL 以上（正常な TKV は 250～300 mL）かつ TKV 増大速度 5%/年以上のため，その判定に使用します．

2. 腎予後予測

身長あたりの TKV（htTKV）による ADPKD class（Mayo）分類を用いて，腎予後予測に活用します．図 4-a[1] は，年齢と htTKV をプロットし，class 1A～1E に分類したものです．図 4-b[1] は，分類された患者の予測される eGFR の推移を示したもので，傾きの違いにより進行予測が異なることがわかります．

具体的な活用方法は以下のとおりです．

① 図 4-a[1] を用いて年齢と htTKV から class 分類を行います．
② 図 4-b[1] の 0 年時点の縦軸に，TKV 測定時の eGFR の印をつけ，そこから①で分類した class と傾きが同じ線を引きます．
③ その線が eGFR 10 あるいは 15 mL/分/1.73 m^2 と交差する年数を 1 つの目安として提示します．

あくまでも現在の TKV と腎機能のみによるシミュレーションですが，患者さんに「病状を知ってもらう」ための 1 つの指標として活用します．

> **ここで使える便利なツール**
>
> 腎容積は，紹介した計算式を用いて自分で計算してもよいですが，**ADPKD.JP** の「**腎容積簡易計算式**」など，数値を入れると簡単に計算してくれるツールもあるので活用すると便利です．

● 文献 ●

1) Irazabal MV, et al：J Am Soc Nephrol 2015；26：160-172

POINT 11 重要なのは大きさだけじゃない！
―画像から腎臓の"表情"を読み取る

腎容積は ADPKD の進行リスクを見極める指標になりますが，大きさだけでなく，それぞれの嚢胞の大きさや腎実質の残存する割合などによっても，進行は大きく異なります．

 症例呈示（図，表）

1. 症例1：62歳，女性（図-a）

症例1は，トルバプタンの適応にならないほどの腎臓の大きさならびに増大率でしたが，腎機能はすでに低下していました．

2. 症例2：37歳，女性（図-b）

症例2は腎臓の大きさ，増大率ともにトルバプタンの適応を満たし，その後トルバプタンを開始しています．

3. 2症例の違いとその要因

症例1の腎臓は，小さな嚢胞が数多くありますが，それが腎実質に置き換わるだけで，腎臓の腫大を妨げているようにみえます．一方，症例2の腎臓では，大きな嚢胞はあるものの，腎実質は嚢胞に押し出されるように外側に膨らみ，腎臓全体が柔らかく腫大しているようにみえます．

その要因として考えられるのが間質の線維化です．線維化が進むと，腎被膜も進展性を失い，腎臓は大きくなることができなくなります．しかし，限られたスペースでも徐々に嚢胞は増大するため，その矛先は腎実質に向かいます．その結果，腎実質は虚血やアポトーシスなどにより消失していき，腎機能の低下をもたらすことが推察されます．

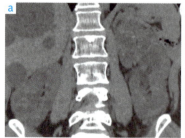
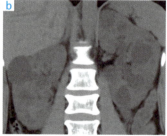

図　症例1（a：62歳，女性）と症例2（b：37歳，女性）のCT画像
症例2は症例1と比べて，①嚢胞の数が少ない，②大きな嚢胞が多い，③腎臓の表面が平滑で，大きな嚢胞は外側に突出する傾向がある，④微小嚢胞が存在する可能性はあるが，腎実質が多く保たれている，という特徴がある．

表 症例1（62歳，女性）と症例2（37歳，女性）の検査所見

	症例1	症例2
TKV（mL）	735	878
ΔTKV（%/年）	1.8	8.0
血清Cr	1.63	0.58
eGFR（mL/分/1.73 m^2）	25.7	96.2
eGFR低下率（mL/分/1.73 m^2/年）	−2.5	−1.9
尿蛋白/Cr（g/gCr）	0.11	0.06
尿$β_2$MG/Cr（μg/gCr）	1,582	194
$β_2$MG/尿蛋白（μg/mg）	14.5	3.0

$β_2$MG：$β_2$マイクログロブリン

　それを裏づけるように，尿蛋白は両者とも正常範囲ですが，症例1で尿$β_2$マイクログロブリン（$β_2$MG）/Cr ならびに尿$β_2$MG/尿蛋白が高値を示していました（表）．このことからも，症例1では尿細管間質障害が進んでいることが示唆されます（POINT⑳参照）．

画像から腎臓の"表情"を読み取る

　最近，腎容積だけでなく，AIなどを用いて囊胞と囊胞以外（腎実質）を分けて評価する画像解析技術が多く報告されています．そのなかには，腎実質が少ないほど，囊胞が多いほど，囊胞と実質が接する面積が大きいほど，腎機能低下速度が速くなるという報告もあります[1]．

　このように，腎臓の大きさだけに注目するのではなく，囊胞腎それぞれの"表情"を読み取ることが，患者さんの予後を考えるうえで重要な手掛かりになると考えられます．

● 文 献 ●

1) Gregory AV, et al：Kidney Int 2023；104：334-342

POINT 12 自覚症状もなく，薬物治療もしていないのに，なぜ通院が必要なの？

トルバプタンを含め治療適応がなく，高血圧などの合併症もない患者さんの通院間隔をどう決めるか迷うことがあります．自覚症状がなく，通院したほうがよいのか疑問に思う患者さんも少なくありません．働き盛りの若年〜中年の患者さんも多く，なおさらそのように感じてしまいます．しかし，ADPKDは進行していく疾患でもあり，通院の必要性を理解してもらうことが大切です．

通院が必要な理由

ADPKDはたとえ緩徐であっても進行していく疾患であり，その経過中に様々な合併症を起こす可能性があるからです．

図1[1]のグラフは，ADPKD class（Mayo）分類別に年齢と身長あたりのTKV（htTKV）を経時的にプロットしたものです．class 1A以外は加齢とともに徐々に腎容積が増大しています．

図2[1]のグラフは，class分類別に腎機能の推移を示したものです．class 1C〜1Eは60歳までにGFRが0に近いところまで低下することが示されています．class 1Bも60歳までにGFR 50 mL/分/1.73 m^{2}以下に低下，class 1Aでも腎機能の低下傾向が認められます．すべて（特に1A〜1C）において，GFRの推移が直線ではなく曲線〔この報告ではtrajectory（軌道，弾道）という表現を使っています〕になっています．初期に糸球体過剰濾過（hyperfiltration）

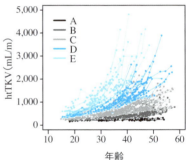

図1 身長あたりのTKV（htTKV）の推移（ADPKD class分類別）
（文献1）より引用）

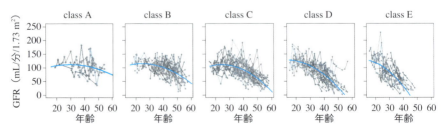

図2 腎機能（GFR）の推移（ADPKD class分類別）
（文献1）より引用）

表 TKV を通院間隔の目安として使用する（案）

TKV	増大率	通院間隔
500 mL 未満	5%未満	1 年後に再度 TKV を測定し，それでも増大率 5%未満であれば，2〜3 年に 1 回の TKV 測定，6 か月〜1 年に 1 回の通院で体重，血圧測定，血液・尿検査を行う
	5%以上	年 1 回の TKV 測定を行い，6 か月に 1 回の通院で体重，血圧測定，血液・尿検査を行う
500 mL 以上	―	
750 mL 以上	5%未満	トルバプタン治療の適応にはならないが，3 か月に 1 回程度の通院とし，TKV は 6 か月〜1 年後に再測定する
	5%以上	トルバプタン治療の適応になるため，月 1 回の通院とし，トルバプタン導入の準備に入る

が起こり，その後に腎機能が低下してくることを表しています．class 1A あるいは 1B で GFR 60 mL/分/1.73 m^2 以上であったとしても，加齢とともに腎機能が低下してきます．

患者さんへの説明のポイント

　長い年月をかけて ADPKD が進行していくこと，高血圧，脳動脈瘤，肝囊胞，腎臓痛，囊胞感染，囊胞出血，尿路結石などの合併症が出現してくる可能性があることを十分に説明し，患者さんに通院の必要性を理解してもらいます．

1. 予後予測を具体的に示す

　患者さんの予後予測を具体的に示すのが効果的です．そのうえで血圧や腎機能などの定期的なチェックが必要であることを話します．患者さんに過度の負担にならないように配慮しながら，進行度に応じて通院間隔を決めていきます．

2. 判断に迷う場合は TKV を目安にする

　迷うのは，現時点で腎臓がそれほど大きくなく，腎機能正常で高血圧もなく，治療の必要性がない患者さんです．通院間隔を決める 1 つの目安になるのが，TKV ならびにその増大率です（表）．

　年齢や腎機能によってもその対応は異なります．また，血圧が高めであったり，肥満傾向であったり，水分摂取が十分でない患者さんには，それらの指導・管理目的で通院間隔を短くすることもあります．

　40 歳では，まだ人生の半分に到達していません．60 歳になっても平均余命は 20 年以上あります．患者さんの生涯を見据えて経過をしっかりとみていくことが大事です．

● 文　献 ●

1) Yu ASL, et al：Kidney Int 2019；95：1253-1261

通院間隔を短くしたほうがよいのはどんな時？

現時点で治療の必要がない患者さんは，何のために通院する必要があるのか疑問を抱いていることも多いと思います．しかし，「20年後，30年後に自分がどうなっているか」を考えている患者さんはほとんどいません．ADPKDは生涯にわたり進行していく疾患です．そのため，特に進行リスクが高い患者さんには，トルバプタンなどの治療適応になる前から私たち医師が積極的にかかわる必要があります．次のような進行リスクが高い患者さんの場合は，通院間隔を短くし（3～6か月ごと），フォローします．

肥満傾向がある場合

体重増加が囊胞増大を助長し，進行を早めることを話します（POINT㉑参照）．特に30～40歳代は徐々に代謝が悪くなり，いわゆる"中年太り"が始まります．20歳代前半の体重より大幅に増えている場合，脂肪肝，低HDLコレステロール血症，高トリグリセライド血症などがある場合，CTなどの画像検査で脂肪肝，内臓脂肪の増加が認められる場合は要注意です．食事・運動など生活習慣について，じっくりと話し合う必要があります．

血圧が高めの場合

ADPKDの場合，腎機能が正常な時から血圧が上昇します．男性は20歳代から，女性は40歳代から高血圧の頻度が高くなります．

特に収縮期血圧よりも，拡張期血圧が先に上昇する傾向があるようです．

収縮期血圧130 mmHg以上あるいは拡張期血圧80 mmHg以上になるようであれば，自宅血圧を測定してもらうようにします（POINT⑲参照）．

塩分摂取量を少なくすることにより，血圧上昇を抑えられる場合もあります．そのためにも，尿中Na排泄量から塩分摂取量の評価を行い，塩分制限を促します（POINT⑰参照）．

水分摂取が十分でない場合

血液浸透圧，血清Na，尿浸透圧，尿中尿素窒素排泄率（FEUN），尿中Na排泄率（FENa）などから，水分摂取量を判定します．水分摂取量が十分でない患者さんでは，その評価を目的に通院してもらうこともあります．のどの渇きや尿の色をみるように指導はしていても，自分で水分が摂れているかどうかを判断するのはなかなか難しいようです．検査結果を示すことで，水分摂取量の目標を定めてもらうことになります（POINT⑯参照）．

蛋白尿，血尿を認める場合

　予後不良因子でもある蛋白尿が出ている場合は，その原因を見極めるためにも経過をみます．血圧，体重などによることもあります（POINT⑳参照）．
　血尿に関しては，囊胞出血，膀胱炎（尿路感染），結石などが原因として考えられます．尿沈渣で白血球，赤血球を確認します（POINT㉔参照）．
　結石や腎石灰化は，水分摂取不足が1つの要因として考えられるので，十分な水分摂取ができているかどうかを確認する目的も兼ねて，通院してもらいます．

 肝機能検査異常，脂質異常症，高尿酸血症などがある場合

　検査異常があれば，必要に応じてフォローします．
　脂肪肝による肝機能検査異常が考えられれば，体重管理，食事指導などを行います．
　脂質異常症については，体重管理，食事指導とともにスタチン製剤などの投与を考慮する必要があります．
　高尿酸血症に対しては，水分摂取が十分できているかどうかを確認します．さらに，尿中尿酸排泄率（FEUA）を評価し，必要に応じて尿酸産生抑制薬あるいは尿酸排泄促進薬を使用するかどうかを検討します．

　これらの悪化要因に対し，生活習慣の改善をすることが，今後何十年の病気の進行にかかわることを自覚してもらうように話をすすめます．早ければ早いほどよいことは，予後予測をみれば理解してもらえると思います．

Part 4

通院を始めたら
―管理ではここに注意!

POINT 14 水分摂取は大切！①
—囊胞を大きくさせないために

ADPKDでは，抗利尿ホルモンであるバソプレシンが囊胞を増大させ，腎機能低下を促進します．その受容体拮抗薬であるトルバプタンが進行を抑制する薬剤として，すでに世界各国で使用されています．これらのことから，ADPKDを少しでも進行させないために，バソプレシンを抑制することが大事であること，そのためには水分摂取がとても重要であることを，患者さんに伝える必要があります．

 ### 水分摂取量と尿量

私は最初に「水分は1日にどれくらい摂っていますか？」という質問をします．「500 mLのペットボトル1本分くらいしか摂っていない」という患者さんもいるでしょう．

ここで，以下の説明をします．
① 1日の尿量が1日の水分摂取量とほぼ同じになること
② そのために，腎臓が尿量の調節（尿の濃縮）をしていること
（食事での水分＋代謝水≒不感蒸泄＋便中の水分と考えられるため）

 ### 「尿の色」と「のどの渇き」

上記のことを理解してもらうために「尿の色」「のどの渇き」について聞いてみます．
「尿の色はいつも濃いのではないでしょうか？」
→起床時やたくさん汗をかいた時などの尿が濃いことや，逆に水分（ビール）をたくさん摂った時は透明に近い尿になることなどは，皆さん経験しているはずです．
「のどは渇きませんか？」
→ラーメンを食べた時，梅干しや漬物を食べた時，のどの渇きを感じているはずです．
その理由について，以下のように医学的な説明をします．
① 体内の水分量（正確には浸透圧や血液容量）が少ない時に，それを感知して脳下垂体からバソプレシンが分泌されること
② バソプレシンが腎臓に働くと尿の色を濃くすること
③ バソプレシンが脳にある「口渇中枢」に働いて飲水行動が起こること

 ### ADPKDで水分摂取が大切な理由

正常な腎臓の場合，熱中症などにならなければ，水分摂取量が少なくてもそれほど問題にはなりません．しかし，ADPKDでは尿の濃縮力障害があるため，水分摂取不足が悪影響をもたらします．

尿の濃縮力障害は，嚢胞形成による腎臓の構造異常によるとされています．尿濃縮の重要なメカニズムである，浸透圧勾配の形成が障害されるからです（COLUMN 1，2参照）．したがって，ADPKDにおいては尿濃縮が不十分となり水分不足に陥りやすいのです．水分不足になると，脱水になるのを防ぐためにバソプレシンが分泌されます．最

COLUMN 1 尿細管では何が起こっている？

糸球体から毎日150 Lの原尿が濾過されますが，実際の尿量はその約1％になります．そのために腎臓の中で原尿のほとんどを再吸収する必要があります（尿濃縮）．

その基礎になるメカニズムならびに各尿細管の役割について説明します．

1. Naなどの溶質の能動輸送

Naを中心とした溶質の再吸収は，尿細管細胞の血管側に存在するNa/K ATPaseが駆動力となります．それにより，管腔側の「Naとある物質（X）の共輸送体または交換輸送体」あるいは「Naイオンチャネル」が連動し，Naが尿細管細胞内に再吸収されます（図1）．

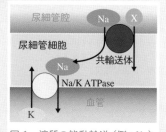

図1 溶質の能動輸送（例：Na）

2. AQPを介した水の受動的輸送

多くの細胞膜では水の透過性があり，細胞膜を介した溶質の移動で生じる細胞内外の浸透圧の差により，水は受動的に移動します．ただし，水が細胞膜を透過するには水チャネルであるアクアポリン（AQP）が必要です．チャネルといっても水を移動させる（能動輸送）のではなく，細胞内外の浸透圧の差により水が動ける（受動輸送）ようにする"孔"のようなものです（図2）．

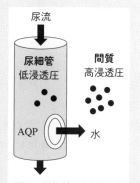

図2 尿細管におけるアクアポリンのイメージ
AQP：アクアポリン

3. 各尿細管セグメントにおけるNa/K ATPaseとAQP

尿細管セグメントによってNa/K ATPase，管腔側で働く分子ならびにAQPの局在に違いがあり，すべての尿細管でNaなど溶質の能動輸送とAQPによる水の受動輸送が起こるわけではありません．両者が共存するのは近位尿細管のみです．近位尿細管では，Na/K ATPaseの力によりNaが再吸収され，間質の浸透圧が上昇することにより，AQPを介して水も間質に受動輸送されます．ここで糸球体濾過量の2/3のNaと水を再吸収します．

ヘンレループで浸透圧勾配がつくられ，尿濃縮に大きく関与します（COLUMN 2参照）が，これに続く遠位尿細管ならびに皮質集合管では，Na/K ATPaseが存在するものの，AQPは発現しないので，Naなど溶質のみが再吸収され，管腔内の浸透圧はさらに低くなります．

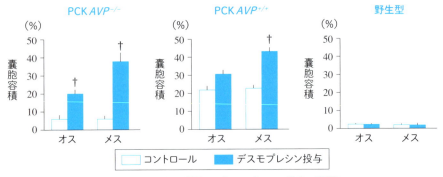

図3 AVPノックアウトPCKラットに対するデスモプレシン投与の影響
† p＜0.01 vs. コントロール
AVP：バソプレシン遺伝子
（文献1）より改変）

も重要なのは，このバソプレシンこそが囊胞増大，間質の線維化を促進し，腎機能を低下させるということです．

　バソプレシンが重要なカギを握っていることを示したのが，バソプレシン遺伝子（AVP遺伝子）ノックアウトラットの報告です[1)2)]．PCKラットは自然発症の囊胞腎ラットで，ヒトの常染色体潜性（劣性）多発性囊胞腎（ARPKD）の原因遺伝子の変異により腎臓に多数の囊胞を形成します（図3中央の白い棒グラフ）．そのPCKラットに遺伝子操作を加え，AVP遺伝子を完全にノックアウトする（AVP$^{-/-}$）と，囊胞形成ならびに線維化がほとんど起こりませんでした（図3左の白い棒グラフ）．しかし，そのPCK AVP$^{-/-}$ラットに尿崩症の治療薬であるデスモプレシンを投与すると，PCK AVP$^{+/+}$ラットと同様に，囊胞ならびに線維化が増加しました（図3左の青い棒グラフ）[1)]．このことは，囊胞形成にバソプレシンが必要であることを示しています．

患者さんへの説明のポイント

①ADPKDでは脱水になりやすいこと，②その時に分泌されるバソプレシンが囊胞を大きくすることから，ADPKDでは水分摂取が大切であることを説明します．

● 文　献 ●

1） Wang X, et al：J Am Soc Nephrol 2008；19：102-108
2） Torres VE：Clin J Am Soc Nephrol 2008；3：1212-1218

COLUMN 2　尿濃縮のメカニズム

COLUMN 1 で述べた尿濃縮は，髄質に形成される"浸透圧勾配"と集合管に作用する"バソプレシン"により行われます．

1. 対向流増幅系による浸透圧勾配（図 4）

ヘンレ下行脚では，Na/K ATPase はほとんど存在しないので，尿細管腔からの Na の移動はありません．しかし，AQP が存在するので，浸透圧の高い間質に水が受動輸送されます．すると，管腔内の浸透圧は徐々に高くなり，ヘンレループの先端で最も高くなります．それがヘンレ上行脚に入ると，今度は Na/K ATPase の働きによって Na が再吸収されます．これにより髄質の浸透圧が高く維持されることになります．しかし，ヘンレ上行脚では，AQP は発現しないので，水の受動輸送はありません．その結果，管腔内の浸透圧は徐々に低くなります．これが「対向流増幅系」と呼ばれるもので，髄質の間質浸透圧を高く維持することになります．

2. 集合管に作用する"バソプレシン"（図 5）

髄質集合管には AQP が存在しますが，その発現はバソプレシンに依存します．そのため，バソプレシンが働かなければ水の透過性はなく，溶質に付随して水が再吸収されることはありません．バソプレシンが作用すると管腔側に AQP が発現し，浸透圧勾配に従って水が再吸収されます．

さらに，髄質内層ではバソプレシンの作用により尿素輸送体が発現し，尿素は濃度勾配に従って管腔から間質へ出ていきます（尿素リサイクリング，POINT⑮ 参照）．これにより髄質の間質浸透圧を高く維持しています．

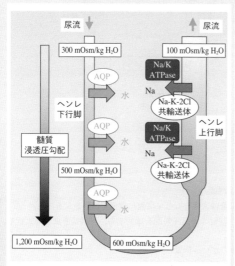

図 4　対向流増幅系
AQP：アクアポリン

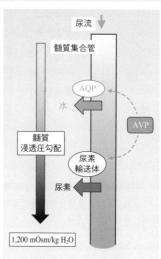

図 5　集合管におけるバソプレシンの作用
AQP：アクアポリン，AVP：バソプレシン

POINT 15 水分摂取は大切！②
―バソプレシンは腎臓には負担になる

ADPKDでは，バソプレシンの刺激により囊胞が大きくなることが知られています．それだけでなく，バソプレシンは糸球体過剰濾過をもたらすこと，間質の線維化を促進することがわかってきています．

バソプレシンと糸球体過剰濾過

バソプレシンの作用により間質に移動した尿素がGFRに変化をもたらします（尿素リサイクリング）〔図1，尿細管を旅する"尿素くん"のつぶやき（66ページ～）参照〕[1]．

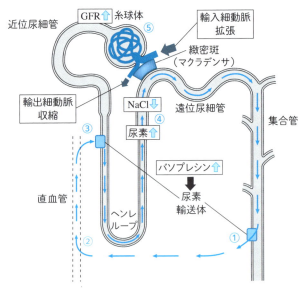

図1　尿素リサイクリングと糸球体過剰濾過
① バソプレシンは，集合管の髄質内層の尿素輸送体を介して間質に尿素を移動させる．
② 間質に移動した尿素は，直血管に入り，髄質の浸透圧勾配を維持する．一部は直血管を上行し，髄質外層へと運ばれる．
③ ヘンレ下行脚にも尿素輸送体があり，そこから尿細管内に移動する．
④ ヘンレ上行脚では，尿素濃度が高くなり，相対的にNaCl濃度が下がる．
⑤ その結果，緻密斑（マクラデンサ）に到達するCl濃度が低下し，尿細管‐糸球体フィードバック（TGF）により，輸入細動脈の拡張ならびに輸出細動脈の収縮が起こり，GFRが増加する．
青い矢印（→）：尿素の動き
（文献1）をもとに作成）

表 バソプレシンの間質線維化への関与を示した報告

① バソプレシンを投与した *Pkd1* ノックアウトマウスでは，間質の線維化が促進された
② 解析の結果，CCN2[*1] という成長因子の関与が示唆された
③ *CCN2* と *Pkd1* のダブルノックアウトマウスでは，嚢胞増大ならびに線維化が抑制された
④ CCN2 を制御する，バソプレシンから刺激を受ける YAP[*2] という分子に着目して行われた以下の実験では，両者とも CCN2 の減少とともに，嚢胞増大ならびに線維化が抑制された
・YAP 抑制薬であるベルテポルフィン[*3] の *Pkd1* ノックアウトマウスへの投与
・*YAP* と *Pkd1* ダブルノックアウトマウスの作成

[*1] CCN2（cellular communication network factor 2）：別名 connective tissue growth factor（結合組織成長因子）
[*2] YAP（yes-associated protein）：器官のサイズを制御する Hippo 伝達経路の主要な分子の１つ
[*3] ベルテポルフィン：加齢黄斑変性症に対する光線力学療法の際の注射薬として使用される．ADPKD へ応用できるかどうかは不明．

（文献 2）をもとに作成）

 間質線維化の促進

嚢胞が大きくなってくると，嚢胞の周りの正常な尿細管は徐々に消失し，間質の線維化が促進されます．

その線維化にバソプレシンがかかわっているという報告の結果を表に示します[2]．まとめると，嚢胞腎においては，バソプレシンが刺激となり，嚢胞上皮細胞の YAP や CCN2 などの分子が増加し，間質の線維化を促進するという結論です（図2）[2]．

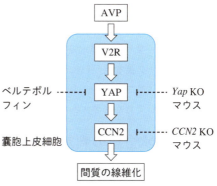

図2 嚢胞上皮細胞においてバソプレシンが間質の線維化を促進するメカニズム

AVP：バソプレシン，V2R：バソプレシン V_2 受容体，YAP：yes-associated protein，CCN2：cellular communication network factor 2，KO：ノックアウト
（文献 2）をもとに作成）

このようにバソプレシンは，「嚢胞増大を促進」するだけでなく，「糸球体過剰濾過」「間質線維化の促進」をもたらし，腎機能を低下させる，すなわち腎臓にとって負担になります．したがって，水分補給を適切に行ってバソプレシン分泌を抑制することが，進行を遅らせることにつながると考えられます．

● 文　献 ●

1) Bankir L, et al：J Am Soc Nephrol 1993；4：1091-1103
2) Dwivedi N, et al：J Am Soc Nephrol 2020；31：1697-1710

POINT 16 水分はどれだけ摂ればよいの？

水分摂取の大切さを理解してもらったうえで（POINT⓮，⓯参照），どのくらいの水分を摂ればよいかという話も必要です．人それぞれ，これまでの水分摂取習慣が違いますし，食生活，特に塩分摂取量も大きく違います．

 水分摂取の指導

　最初は，だいたい1.5 L以上の水分を摂るように指導することが多いのではないでしょうか．さらに「のどが渇いたら水分補給をしましょう」「尿の色が濃くならないような水分補給を心掛けてください」などと伝えるのもよいでしょう．

　飲み物としては，純粋な水成分の補給が目的なので，水やお茶が望ましいですが，カロリーや塩分を多く含まない炭酸飲料やスポーツドリンクでも構いません．ただし，以下の飲み物は，純粋な水成分の補給にはならないので注意が必要です．

① 甘いジュースや経口補水液：飲むと血液の浸透圧が上がり，余計にのどが渇いてしまうため，必要な時だけにしてもらいます．
② アルコールやコーヒー：利尿作用があるので，水成分の補給にはならないということを説明しておく必要があります（POINT㉒，㉓参照）．

 体内水分量の判定方法

　尿や血液の検査値から実際に水分が十分に摂れているのかどうかを判定できれば，患者さんにとっても有用な情報になります．

　私のクリニックで行っている方法を紹介します．

　病院に来る時は比較的水分を控える方が多く，普段の水分摂取が十分なのかを判定するのはなかなか難しいと思います．そこで私は，以下のフェーズに分けて考えています（図）．厳密なものではなく，あくまでもその時点での体内水分量を判定する目安です．

1. 採血時の体内水分量の判定

　①**血中Na濃度**，②**血液浸透圧**：採血時の指標になります．しかし，両者とも正常範囲が狭いので，なかなか評価しにくいと思います．ただし，血中Na濃度＞145 mEq/L，血液浸透圧＞290 mOsm/kg H₂Oは，脱水を疑う数値です．

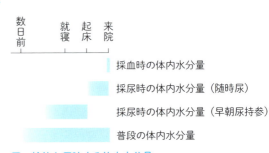

図　検体と反映する体内水分量

③**バソプレシン（理論値）**：血液浸透圧から計算します.

> バソプレシン（理論値）(pg/mL) = 0.38 ×（血液浸透圧 − 280）[1]

バソプレシンの正常値は 2.8 pg/mL 未満とされています. それ以上であれば, 採血時にバソプレシンが正常以上に分泌されていることが推定されます.

ホルモン検査で血中バソプレシン濃度（AVP）測定もできますが, 測定が難しく, やや信頼性に欠けること, 保険点数が高い〔保険適用は尿崩症あるいは抗利尿ホルモン不適切分泌症候群（SIADH）疑いのみ〕ことなどから, 毎回測定する意義は乏しく, むしろ理論値や後述する予測値の推移をみて, 十分に評価できます.

2. 採尿時の体内水分量の判定

検査する尿は, その前の排尿時から採尿時までにたまったものです. その間の体内水分量の判定に使うことができます.

④**尿浸透圧**：尿比重も 1 つの指標にはなりますが, 定性的なものなので, 定量的には尿浸透圧のほうが正確です. 単純に血液浸透圧よりも高ければ濃縮尿, 低ければ希釈尿といえます.

⑤**バソプレシン（予測値）**：尿浸透圧と血液浸透圧から計算します.

> バソプレシン（予測値）(pg/mL) = 1.7 ×（尿浸透圧 / 血液浸透圧）[1]

早朝尿の場合は, 夜間のバソプレシン分泌を予測することができます.

3. 普段の体内水分量の判定

尿細管での尿素や Na の再吸収は, 時間単位でなく, 1～数日単位で変動します. 急性腎障害でもない限り, 血液検査の値も時間単位で変化するものではありません. そのため, 尿素や Na の排泄率が普段の体内水分量の指標になると考えられます.

⑥**尿中尿素窒素排泄率（FEUN）**, ⑦**尿中 Na 排泄率（FENa）**：両者ともに急性腎障害の時に, 腎前性か腎性かを鑑別する時に使われる指標です. 低下していれば, 腎前性の要因が強く関与し, 脱水であることが疑われます. 腎機能によっても目標数値は異なりますが, FEUN 35％未満, FENa 0.5％未満では脱水傾向にあると推察されます. ただし, FEUN は蛋白質摂取量, FENa は塩分摂取量にも影響されます. したがって, 数値の変化をみて, 水分摂取量の評価に利用できればよいと思います.

⑧**BUN, BUN/Cr 比**：バソプレシンの分泌により尿素の再吸収が増えると, BUN が増加し, BUN, BUN/Cr 比が増加します. ただし, 蛋白質摂取量の増加や体蛋白異化亢進によっても増加し, 食事摂取が十分でない時には逆に下がることもあります.

● **文　献** ●

1)　Robertson GL, et al：J Clin Invest 1973；52：2340-2352

POINT 17 なぜ塩分制限が必要なの？

一般に高血圧症や腎臓病においては，塩分制限を指導します．ここでは，ADPKDにおいて塩分制限が必要な理由について考えていきます．患者さんには，塩分を多く摂取することによるADPKDへの影響を理解してもらい，実際にどのくらいの塩分をとっているかを知り，ご自身の食生活の中でできることがないか意識してもらうことが大切です．

塩分制限が必要な理由

1. 塩分摂取により起こること

塩分摂取が増えると血液浸透圧が上昇し，浸透圧受容体が刺激されます．それにより，①バソプレシン分泌が促進され，水利尿が減少し，②口渇中枢が刺激され，水分摂取量が増加します．①，②の結果，体液量が増加します．

2. 体液量増加により起こること（図）

① 心腔，大動脈弓，頸動脈洞に存在する圧受容体が刺激され，心房性Na利尿ペプチド（ANP）が分泌されます．これにより，GFRが増加し，Na濾過量が増えます．
② 緻密斑にある流量受容体がレニン・アンジオテンシン・アルドステロン（RAA）系

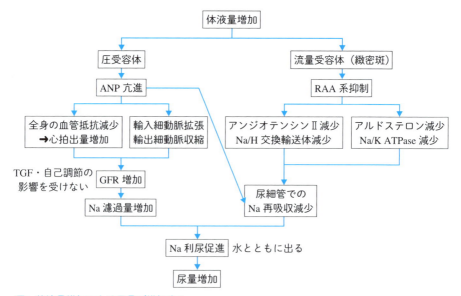

図　体液量増加により尿量が増加する
ANP：心房性Na利尿ペプチド，TGF：尿細管–糸球体フィードバック，RAA：レニン・アンジオテンシン・アルドステロン

を抑制し，尿細管での Na 再吸収が減少します．

①，②の結果，腎臓からの Na 利尿が促進され，尿量が増加します．

3. 塩分過剰摂取による ADPKD への好ましくない影響

① Na は単独で排泄されるわけではなく，水とともに排泄されるため，より多くの水分摂取が必要になります．
② 血液浸透圧が上昇し，バソプレシン分泌が促進されるため，囊胞増大や間質の線維化が進行する可能性があります．
③ 体液量の増加により，血圧が上昇することもあります．

塩分制限というと，梅干し，漬物などを控える，減塩しょうゆを使うなどを考えますが，塩気を感じない（しょっぱくない）食品にも塩分が含まれていることがあるので注意が必要です．
① 明らかに塩分が多いと考えられるものは，その量を減らす，または食べる回数を減らしましょう（例えば，みそ汁，漬物，ラーメンスープなど）．
② 塩分として意識していない加工食品にも注意しましょう（例えば，おでんの具に使う練り製品，ハム類，チーズなど乳製品，麺，パンやお菓子もつくる時に塩が多く使われています）．

塩分制限の方法

1. 塩分をどのくらい摂取しているかを患者さんに知ってもらう

日本高血圧学会から示されている以下の計算式[1] を用います（POINT 43 参照）．

推定 1 日塩分摂取量(g/ 日) = 21.98 ×［尿 Na 濃度(mEq/L)/ 尿 Cr 濃度(mg/dL)/10 × 推定 1 日 Cr 排泄量(mg/ 日)］$^{0.392}$/17

推定 1 日 Cr 排泄量(mg/ 日) = 14.89 × 体重(kg) + 16.14 × 身長(cm) − 2.043 × 年齢 − 2,244.45

必要な数値：年齢，身長，体重，尿 Cr 濃度，尿 Na 濃度

アプリや表計算ソフトも使用できますが，外注検査会社で無料で計算してくれます．
早朝尿以外では信頼性に欠けるとの評価もありますが，もともと推定なので，おおよその目安がわかればよく，塩分制限ができているかどうかを判定するには十分です．
なお，推定 1 日塩分摂取量は検査前数日の塩分摂取量を反映すると考えられます．

2. 十人十色の食生活で，具体的に塩分制限をどのように指導するか

1 日の塩分摂取量は 6 g が推奨されていますが，達成するのはなかなか難しいと思います．まずは現状の塩分摂取量を評価し，1 g でも少なくできるように指導します．

● 文　献 ●

1) Tanaka T, et al：J Hum Hypertens 2002；16：97-103

POINT 18 塩分制限だけでよい？ 蛋白制限は？

ADPKD において塩分制限を行ったほうがよいことは，POINT 17 で述べました．ここでは，その塩分制限がどのくらい ADPKD の進行に影響するのか，さらに蛋白制限も必要なのか，蛋白質摂取量の推定方法についても説明します．

塩分制限

表 1，図に示すように[1)〜3)]，塩分制限は ADPKD の進行に影響を与えること，血圧管理にも有益であることから，早期から行うことがすすめられます．

表1 ADPKD における塩分制限の効果を検討した代表的な研究結果

CRISP 研究[1)]	尿中 Na 排泄量が多いほど TKV が増大した
HALT-PKD 研究[2)]	eGFR 60 mL/分/1.73 m^2 を超える患者（Study A）では，尿中 Na 排泄量が多いほど TKV 増大率が大きかった．eGFR 25〜60 mL/分/1.73 m^2 の患者（Study B）では尿中 Na 排泄量が多いほど eGFR 低下速度が速かった
DIPAK 研究[3)]	塩分摂取量の増加は eGFR の年間低下率（図左側）ならびに TKV 増大率と関連があった．その要因として，収縮期血圧や RA 系を介するのではなく，コペプチン（バソプレシンの前駆体）の増加が影響する（塩分摂取により血液浸透圧が上昇し，バソプレシン分泌を促進する）ことが示された

RA：レニン・アンジオテンシン

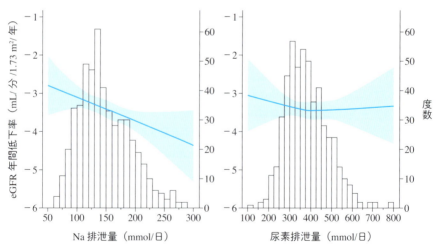

図 Na 排泄量および尿素排泄量と eGFR 年間低下率の関係
（文献 3）より改変）

表2 ADPKDにおける蛋白制限の効果を検討した代表的な研究結果

MDRD研究[4]	eGFR 25〜55 mL/分/1.73 m^{2}の患者に対する低蛋白食（0.58 g/kg/日）の有効性は認められなかった．eGFR 13〜24 mL/分/1.73 m^{2}の患者に対する超低蛋白食（0.28 g/kg/日）ではeGFR低下速度に改善傾向が認められた
CRISP研究[1]	蛋白質摂取量と腎機能低下速度の関連性は認められなかった
DIPAK研究[3]	尿素排泄量と腎機能低下速度との関連性は認められなかった（図右側）

蛋白制限

表2，図に示すように[1)3)4]，蛋白制限の有効性は明らかではないので，エビデンスを基本とするガイドラインでは低蛋白食は推奨されていません．

しかし，他のCKDと同様にADPKDでも腎機能が低下してきた時には，ネフロン数は減少しています．そのため，蛋白質摂取量が多く，BUNが上昇してくるような場合には，糸球体過剰濾過が起こっている可能性があり，栄養不良にならない程度に軽い蛋白制限をかけることを考えます．

● 文 献 ●

1) Torres VE, et al：Clin J Am Soc Nephrol 2011；6：640-647
2) Torres VE, et al：Kidney Int 2017；91：493-500
3) Kramers BJ, et al：Kidney Int 2020；98：989-998
4) Klahr S, et al：J Am Soc Nephrol 1995；5：2037-2047
5) Maroni BJ, et al：Kidney Int 1985；27：58-65

COLUMN

1日蛋白質摂取量は随時尿から推定できる？

ADPKD患者（特にトルバプタン服用患者）が蓄尿するのは尿量が多く大変です．そこで，私は随時尿から蛋白質摂取量を推定しています．

推定1日Cr排泄量（14.89×体重＋16.14×身長－2.043×年齢－2244.45）を用いて，推定1日尿量（L）＝推定1日Cr排泄量（g）×100/随時尿Cr濃度（mg/dL）とします．これをMaroniの式[5]に当てはめて，推定1日蛋白質摂取量としました．

推定1日蛋白質摂取量（g）＝［尿中尿素窒素（mg/dL）/100×推定1日尿量（L）＋0.031×体重（kg）］×6.25＋尿蛋白量（g/gCr）

絶対値ではありませんが，実臨床において経時的な変化をみるなど目安にはなります．また，BUNや尿中尿素窒素排泄率（FEUN）は蛋白質摂取量の影響を受けるので，その評価をする際にも有用です．ただし，トルバプタン服用後など水分摂取量が多い場合に，来院時の随時尿で計算すると推定1日尿量が過大評価されてしまうので，推定1日塩分摂取量の計算と同様に早朝尿で行うことがすすめられます．

POINT 19 血圧がいくつになったら治療を開始するの？

ADPKDでは，高血圧を高頻度に合併します．腎機能が正常でも高血圧を認めることはよく知られたことです．血圧管理はADPKDの進行抑制だけでなく，心血管合併症の予防のためにも重要であり，生活習慣も含め，早めの介入が必要です．

ADPKDと高血圧

男性も女性も若年から一般の方より高血圧の頻度が高く，より若年で発症するという報告があります（図）[1]．実際に，初診時には正常血圧であった患者さんでも，その後徐々に血圧が上昇し，降圧薬を開始することは少なくありません．また，35歳以下で高血圧を認める患者さんは予後不良であることが報告されており，早めの対応が必要です．

ADPKDにおける高血圧のおもな原因は，囊胞の存在がレニン・アンジオテンシン・アルドステロン（RAA）系を亢進させ，末梢血管抵抗を増大させること，体内Na貯留をもたらし循環血液量を増加させることです．

血圧管理の実際

現状を把握し，生活習慣を見直すことから始めます．

1. 血圧測定

診察時の血圧だけでなく，家庭血圧を測定してもらいます．診察時の血圧（収縮期/拡張期）が120/80 mmHg未満であれば，時々測ってもらうだけで構いませんが，それ以上になる場合は，朝と夜の安静時に測定してもらいます．

2. 体　重

肥満は高血圧の大きな要因です．特に拡張期血圧が高い場合は，循環血液量（心拍出

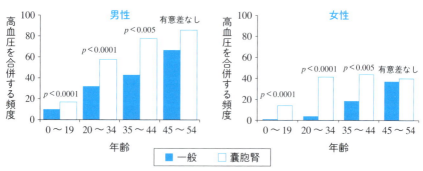

図　年齢別の高血圧頻度
（文献1）より改変）

量）の増加よりも末梢血管抵抗の増大による影響が大きいと考えられ，減量が必要です．目標体重は適正体重も参考にしますが，現実的には 20 〜 30 歳の体重を目安とします．特に社会人になって運動をしなくなり，食生活も変化してくると，体重増加が目立つことも少なくありません．

3. 食生活

塩分の過剰摂取は血圧を上昇させるため，塩分制限を行います．塩分摂取量の評価は，尿中 Na 排泄量の測定により 1 日塩分摂取量を推定する方法が簡便です．それに基づいて塩分制限の指導を行います（POINT⑰参照）．

4. 生活習慣

睡眠不足，仕事などでのストレス過多は，血圧上昇の要因になるので注意が必要です．

5. 降圧治療

基本的に，血圧が 140/90 mmHg を超えたところで降圧薬の開始を検討します．ただし，若年で腎機能が良好な患者さんで，130/80 mmHg を超えるような場合には，早めに降圧薬を開始します．その理由は，ADPKD における大規模研究（HALT-PKD 研究）[2]で，若年 ADPKD（50 歳未満，eGFR > 60 mL/分/1.73 m^2）において，110/75 mmHg 未満で腎予後が良好であったという報告があるからです．

私は，降圧治療の際には以下の点に留意します．

① 投与開始時は，降圧薬に抵抗感のある患者さんも多く，降圧の程度もわからないため，次回来院日の 1〜2 週間前から少量投与します．

② アンジオテンシンⅡ受容体拮抗薬（ARB）を第 1 選択とし，降圧目標（140/90 mmHg 未満，できれば 130/80 mmHg 未満，若年者では 120/80 mmHg 未満）に応じて，最高用量まで増量します．それでも血圧が高い場合は，降圧効果の強い Ca 拮抗薬（CCB），さらに α 遮断薬や β 遮断薬を適宜追加します．ただし，利尿薬は脱水を助長するので，浮腫が強い場合などを除いて，なるべく使用しないようにします．

③ 蛋白尿を認める場合には，糸球体に負担がかかっていることも想定されるため，降圧目標を下げます．通常は朝 1 回投与ですが，朝の血圧が高い患者さんでは，夜 1 回投与にすることもあります．

④ 立ちくらみや脱力感などを日常生活のなかで認める場合には，降圧薬投与の時間（寝る前にする）や頻度（1 日おきにする，一時休薬する）を適宜調整します．

⑤ 季節的な変化（夏は下がり，冬は上がるなど）にも対応します．

● 文　献 ●

1) Schrier RW：Nephrology 2006；11：124-130
2) Schrier RW, et al：N Engl J Med 2014；371：2255-2266

POINT 20 ADPKD で蛋白尿？

糸球体疾患では，蛋白尿は予後予測するうえで非常に重要ですが，尿細管疾患である ADPKD においても蛋白尿は予後不良因子とされています．ADPKD においては，糸球体性だけでなく，尿細管性の蛋白尿を考える必要があります．

ADPKD において蛋白尿が出現する原因

ADPKD において蛋白尿を認める患者は 20％程度で，予後不良因子とされています[1]．蛋白尿の原因として考えられるのは，次の 2 つです．

1. 糸球体性蛋白尿（糸球体からの漏出）

ADPKD では糸球体での組織障害はないと考えられるので，高血圧や肥満による糸球体過剰濾過がおもな原因と考えられます．

2. 尿細管性蛋白尿（尿細管での低分子蛋白の再吸収障害）

嚢胞そのものあるいは間質線維化による尿細管障害がおもな原因と考えられます．β_2 マイクログロブリン（β_2MG）などの低分子蛋白が再吸収されずに尿蛋白として検出されます．ADPKD 患者では，尿中 β_2MG ならびに monocyte chemoattractant protein 1（MCP-1）などの尿細管マーカーが疾患の進行にかかわっていることはすでに報告されています[2〜4]．

蛋白尿を検出した時にどうするか

蛋白尿は予後不良因子であり，検出されるようになった場合には，まず糸球体性か尿細管性か鑑別し，それにより対策を考えます．

1. 蛋白尿の原因を鑑別する

最近，尿中 β_2MG の有用性について興味深い報告がありました[5]．尿中の β_2MG 値あるいは β_2MG/Cr 比だけでなく，β_2MG/ 尿蛋白比をみることによって，糸球体障害と尿細管障害を鑑別するというものです．

図[5] は先天性尿細管疾患である Dent 病と糸球体疾患であるループス腎炎を比較した結果です．β_2MG/ 尿蛋白比が Dent 病で著明に高く，ループス腎炎では非常に低いことがわかります．この報告では，Dent 病とループス腎炎の鑑別のための β_2MG/ 尿蛋白比のカットオフ値は 22.3 とされています．ただし，すべての Dent 病患者で β_2MG/ 尿蛋白比 > 4 でした．

2. 当院での検証結果

ADPKD でこのような検討はされていないので，当院の尿蛋白 > 0.15 g/gCr の ADPKD 患者で次の 3 つのパターンに分けてみました．

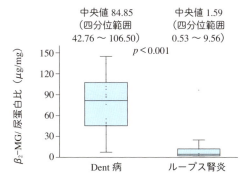

図　Dent 病とループス腎炎における尿中 β_2MG/ 尿蛋白比
β_2MG：β_2 マイクログロブリン
（文献 5）より改変）

① β_2MG/ 尿蛋白比 > 22.3：腎機能がすでに低下した患者（CKD ステージ G4 〜 G5）のみで認められました．囊胞増大や間質線維化により，すでに尿細管間質の組織障害がかなり進んでおり，尿細管で再吸収されない低分子蛋白が尿中に排出され，蛋白尿として検出されたことが推察されます．

② β_2MG/ 尿蛋白比 4〜22.3：CKD ステージ G3 〜 G4 の患者が多く，尿細管間質障害がある程度進んでいることが推察されます．β_2MG/ 尿蛋白比が上昇傾向であれば，囊胞増大や間質の線維化を抑制する治療を強化することを考えます．具体的には，十分な水分摂取を徹底する，トルバプタン治療を強化する，悪化因子（肥満・高血圧）に対する治療を見直す，などです．

③ β_2MG/ 尿蛋白比 < 4：糸球体過剰濾過による蛋白尿が主体と考えられ，血圧や体重管理を見直します．具体的には，レニン・アンジオテンシン（RA）系阻害薬などによる血圧管理の強化や肥満改善を積極的に行います．

このように，ADPKD における蛋白尿や β_2MG などの尿細管マーカーは，予後悪化因子としてとらえるだけでなく，その推移をみていくことで，治療介入を考える 1 つの指標になるかもしれません．

● 文　献 ●

1）Chapman AB, et al：J Am Soc Nephrol 1994；5：1349-1354
2）Messchendorp AL, et al：Kidney Int Rep 2018；3；291-301
3）Messchendorp AL, et al：Am J Nephrol 2019；50：375-385
4）Segarra-Medrano A, et al：Clin Kidney J 2019；13：607-612
5）Nishimura T, et al：Clin Exp Nephrol 2023；27：701-706

POINT 21 太っていると進行しやすい？

ADPKDは遺伝性疾患ではありますが，その発症ならびに進行機序から環境要因が大きくかかわります．環境要因の1つとして，肥満がADPKDのリスクファクターであることが最近わかってきました．血圧にも影響を及ぼすため，体重管理をしっかりと行っていくことが大切です．

肥満は嚢胞を増大させる

肥満が嚢胞増大に大きく関与していると考えられる症例と，それを裏づける代表的な論文を呈示します．

1．症例呈示（図1）

30歳代の男性です．もともと肥満傾向にありましたが，初診時（X-9年）のCTからわかるように脂肪肝もなく，腎臓もそれほど大きくありません．X-7年からトルバプタン治療を開始しました．1年ほどは嚢胞増大も著明ではありません．しかし，X-6年以降，TKV増大が顕著になっています．水分摂取も十分にできていましたが，その後6年の間に体重が10kg程度増加していました．内臓脂肪が増加し，脂肪肝も明らかになっています．嚢胞増大により腎実質も目立たなくなり，腎機能も徐々に低下傾向にあります．

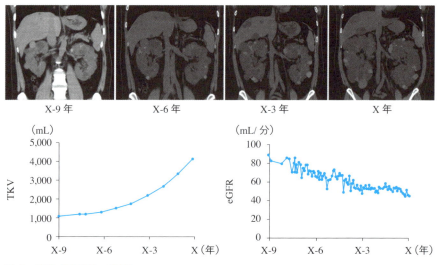

図1　症例（30歳代，男性）

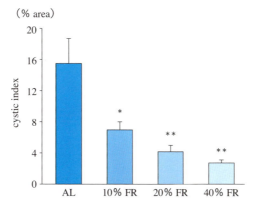

図2 食餌制限と囊胞腎の進行の関係
$*p<0.05$, $**p<0.01$ vs. AL
AL：食餌制限なし，FR：食餌制限あり
（文献1）より改変）

2. 動物実験

比較的進行の遅い *Pkd1* ノックアウトマウス（*Pkd1*[RC/RC]）に食餌（カロリー）制限をすると，cystic index（囊胞と腎臓の断面の面積比）が低下していました（図2）[1]．わずか10％の食餌制限でもこれだけの効果があり，囊胞形成を抑制していることがわかります．

この囊胞形成抑制のメカニズムとして，哺乳類ラパマイシン標的蛋白質（mTOR）シグナルの抑制，AMP-activated kinase（AMPK）の活性化，インスリン様成長因子1（IGF-1）の減少が考えられています．動物実験において mTOR 阻害薬[2]や AMPK 刺激薬（メトホルミン）[3]が有効であること，解糖の促進により囊胞が増大すること[4]も報告されており，理にかなった結果です．

3. 臨床研究

HALT-PKD 研究（コホート）では，ヒトにおいて正常体重に比べて過体重ならびに肥満で囊胞増大率が大きく，腎機能低下速度が速いことが示されました（図3）[5]．

COLUMN 1

ADPKD と糖尿病

ADPKD では糖尿病の合併は一般の方と比べると少ないとされています．米国では3.3％（米国全体で7.8％）という報告があります．ただし，ADPKD では腎移植後に新たに発症する「腎移植後糖尿病（PTDM）」の発症率が高く，その理由として，解糖を促進していた囊胞上皮細胞への血流が腎移植後に途絶えることが考えられます．これらのことから糖質の過剰摂取は糖尿病発症の代わりに囊胞を増大させるように働くことが示唆されます．

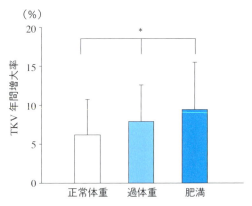

図3 体重と腎容積増大率の関係
*$p < 0.001$
(文献5)より改変)

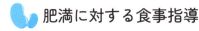肥満に対する食事指導

　肥満傾向のある患者,特に内臓脂肪の増加,脂肪肝や脂質異常症などの所見のある患者においては,これらの知見の話をするとともに,適正体重を維持するために糖質制限(**COLUMN 1**参照)を含めたカロリー制限を徹底することが大事になります.

　なお,動物実験では,長い断食時間やケトン食の有効性が報告されています.しかし,食生活における介入は長い間継続してはじめて効果を発揮するものであり,特殊な方法によるダイエットは現時点ではすすめられていません.

● 文　献 ●

1) Warner G, et al：J Am Soc Nephrol 2016；27：1437-1447
2) Shillingford JM, et al：J Am Soc Nephrol 2010；21：489-497
3) Takiar V, et al：Proc Natl Acad Sci U S A 2011；108：2462-2467
4) Rowe I, et al：Nat Med 2013；19：488-493
5) Nowak KL, et al：J Am Soc Nephrol 2018；29：571-578
6) Rodriguez D, et al：Kidney Blood Press Res 2015；40：638-647
7) Kapoor S, et al：PLoS One 2015；10：e0125603
8) Wang X, et al：Kidney Int 2013；84：962-968
9) Morioka F, et al：J Clin Med 2023；12：6341

COLUMN 2

ADPKD と SGLT2 阻害薬

Na/ グルコース共役輸送担体 2（SGLT2）阻害薬は，もともと糖尿病の治療薬として開発されたものです．近位尿細管におけるグルコースの再吸収を抑制し，尿糖を増加させることにより体内の糖を少なくするものです．それだけでなく，糖尿病性腎症を含む蛋白尿のある CKD 患者に対して有効とされ，多くの患者で使用されています．ただし，ADPKD はその治験対象に入っておらず，その効果については検証されていません．

1. 動物実験の結果

Han: SPRD Cy ラットは ARPKD のモデルで，おもに近位尿細管で囊胞が形成されます．このラットでは，近位尿細管の近位部に作用する SGLT2 阻害薬の投与により囊胞増大を示したものの[6][7]，SGLT2 と近位尿細管の遠位部に作用する SGLT1 の両方を阻害する SGLT1/SGLT2 阻害薬では囊胞増大が抑制されていました[8]．これらのことから，SGLT2 阻害薬は SGLT1 による近位尿細管遠位部での糖の再吸収を阻害しないため，糖の供給により囊胞増大が促進されると考えられています．

また，遠位尿細管以下のセグメントで囊胞が形成される PCK ラットへの SGLT2 阻害薬の投与でも囊胞増大が認められました．これについては，尿細管での osmotic pressure（尿細管中の浸透圧）の上昇により，囊胞が増大するのではないかと考えられています．

2. 臨床研究の結果

SGLT2 阻害薬を投与した ADPKD 患者で囊胞の増大と腎機能の低下が認められたことが報告されました[9]．その要因として糖の再吸収の促進，osmotic pressure の上昇に加えて，尿中リンの増加によるリン酸カルシウム結晶の増加もあげられています．

3. SGLT2 阻害薬が ADPKD に及ぼす影響

SGLT2 阻害薬には利尿作用もあるので，脱水になればバソプレシンの増加によっても囊胞増大が促進されることが容易に推察されます．

SGLT2 阻害薬には，糸球体過剰濾過の抑制，肥満抑制，心保護作用など，ADPKD 患者にとってもメリットがあるかもしれません．ただし，囊胞の増大は，長期的にみると腎機能の低下を招くことになります．

このように考えると，長期的な臨床研究で有効性が示されない限り，その投与は慎重にしたほうがよさそうです．

POINT 22 カフェインはよくないの？

以前からカフェインが囊胞を増大させるといわれており，コーヒーなどのカフェイン飲料を控えている患者さんもいます．しかし，最近の知見から考えると，カフェインを大量に摂取するのでなければ過度に控える必要はなく，カフェインの利尿作用に対する水分補給を意識することのほうがより重要であるといえます．

カフェインが囊胞を増大させるといわれた根拠

PKDマウスの囊胞上皮細胞において，カフェインにより細胞増殖ならびに囊胞液分泌が促進されたという報告が根拠になっています．その機序はホスホジエステラーゼ（PDE）活性が低下し，分解されないcAMPが増加することによると考察されています[1]．

また，最近報告された動物実験において，大量のカフェイン投与により囊胞増大，間質の線維化が促進することが示されました[2]．上記報告[1]と同様にcAMPの増加が原因ではないかと考察されています．

カフェインの利尿作用（図1）

ここで1つの疑問が生じます．

cAMPが増加しているのであれば，集合管においてプロテインキナーゼA（PKA）を介してアクアポリン2（AQP2）の発現は増加し，集合管での水の再吸収は促進される，すなわち抗利尿作用がみられるはずです．

しかし，カフェインにはその逆の利尿作用があることが知られています．

カフェインには，アデノシンA_1受容体拮抗作用，PDE阻害作用，リアノジン受容体活性化による細胞内Ca上昇作用があります．ただし，後2者は高濃度のカフェイン（カフェイン中毒）で起こるとされ，日常生活でのカフェイン摂取の影響は，利尿作用も含めて，アデノシンA_1受容体拮抗作用により起こります[3]．

アデノシンは緻密斑において，尿細管－糸球体フィードバック（TGF）により，輸入細動脈を収縮させてGFRを調節しています．カフェインはアデノシンA_1受容体拮抗作用により，このTGFを遮断し，輸入細動脈を拡張させる，すなわち腎血流を増加させることにより，利尿効果を発揮します[3]．

また，カフェインはNa利尿を1.5倍に増加させます．その要因の1つにアデノシンA_1受容体を介したNa/H交換輸送体3（NHE3）拮抗作用があり，Na再吸収を減少させてNa利尿をもたらします[4]．

一方，前述のようにPDE阻害による抗利尿作用は通常量のカフェイン摂取ではほとんど影響がありません．

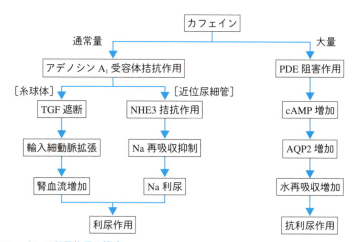

図1　カフェインの利尿作用の機序
PDE：ホスホジエステラーゼ，TGF：尿細管-糸球体フィードバック，NHE3：Na/H 交換輸送体3，AQP2：アクアポリン2

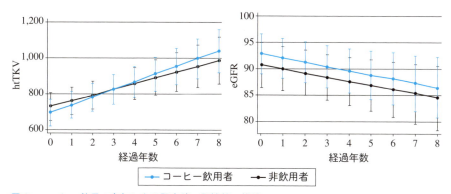

図2　コーヒー飲用の有無による腎容積・腎機能の推移
htTKV：身長あたりの TKV
（文献5）より改変）

そのため，日常生活でのカフェイン摂取においては，抗利尿作用ではなく利尿作用がみられるのです．

カフェインの嚢胞に対する影響

カフェインの影響をヒトで調査したスイスからの報告を紹介します[5]．1日に飲むコーヒーが1杯未満とそれ以上に分けて検討した結果，コーヒー飲用者で腎容積の増加速度が速いようにみえますが，統計学的な有意差は認められませんでした（図2）[5]．また，

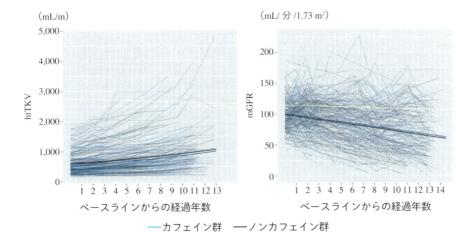

図3 カフェイン摂取の有無による腎容積・腎機能の推移
htTKV：身長あたりのTKV，mGFR：実測GFR
（文献6）より改変）

　腎機能の低下速度は両者ともに傾きがほとんど同じです．この報告では，コーヒーなどのカフェイン摂取がADPKDのリスクファクターとは確認できなかったと結論しています．

　さらに，ADPKDの大規模・長期的研究の1つであるCRISP研究でもカフェインによる影響は認められなかったことが報告されています[6]．身長あたりのTKV（htTKV），実測GFRともに，カフェイン群，ノンカフェイン群で差がないことが示されました（図3）[6]．

カフェイン摂取における注意事項

　前述のカフェインの作用から考えても，カフェインが囊胞増大を含めADPKDの進行に直接的に寄与するとはいえません．むしろ気をつけるべきことは，カフェインの利尿作用による水分不足です．

　私は，患者さんにコーヒーなどのカフェインを含む飲料を飲む場合には，飲んだ後に水分補給することを提案しています．喫茶店では，注文の前に水が出てきます．コーヒーを飲んだ後，多くの方が水を飲み干していきます．これは，カフェインの利尿作用により，体内の水分が少なくなって口渇刺激が起こり，飲水行動につながることを意味します．

　カフェインを大量に摂取するのでなければ，過度に意識する必要はなく，それよりもカフェインには利尿作用があるため，その後の水分補給を意識してもらうことが重要なのです．

● 文　献 ●

1) Belibi FA, et al：J Am Soc Nephrol 2002；13：2723-2729
2) Meca R, et al：Cell Physiol Biochem 2019；52：1061-1074
3) Marx B, et al：Med Sci（Paris）2016；32：485-490［French］
4) Fenton RA, et al：Am J Physiol Renal Physiol 2015；308：F1409-F1420
5) Girardat-Rotar L, et al：J Nephrol 2018；31：87-94
6) McKenzie KA, et al：BMC Nephrol 2018；19：378
7) 内閣府 食品安全委員会：ファクトシート 食品中のカフェイン（平成23年3月31日作成，平成30年2月23日
　　最終更新）．https://www.fsc.go.jp/factsheets/index.data/factsheets_caffeine.pdf（2024年5月27日閲覧）

COLUMN

カフェインはどのくらいなら摂ってもよい？

　カフェイン摂取量の目安は，1日あたり400 mg未満といわれています．
　内閣府食品安全委員会が発表した，おもな食品のカフェイン濃度を表に示します[7]．
カフェインというと患者さんはコーヒーを思い浮かべることが多いと思いますが，実
は種類によっては緑茶のほうが濃度が高く，紅茶やウーロン茶にも多く含まれていま
す．また，エナジードリンクや眠気覚まし用飲料にはカフェインが添加されており，
コーヒーなどよりも濃度が高いものも少なくないため，注意が必要です．

表　おもな食品のカフェイン濃度

食品名	カフェイン濃度	備考
コーヒー	60 mg/100 mL	浸出方法： コーヒー粉末 10 g/ 熱湯 150 mL
インスタントコーヒー （顆粒製品）	57 mg/100 mL	浸出方法： インスタントコーヒー 2 g/ 熱湯 140 mL
玉露	160 mg/100 mL	浸出方法： 茶葉 10 g/ 60℃ の湯 60 mL，2.5 分
紅茶	30 mg/100 mL	浸出方法： 茶 5 g/ 熱湯 360 mL，1.5 ～ 4 分
せん茶	20 mg/100 mL	浸出方法： 茶 10 g/ 90℃ の湯 430 mL，1 分
ウーロン茶	20 mg/100 mL	浸出方法： 茶 15 g/ 90℃ の湯 650 mL，0.5 分
エナジードリンクまた は眠気覚まし用飲料 （清涼飲料水）	32 ～ 300 mg/100 mL （製品1本あたりで は，36 ～ 150 mg）	製品によって，カフェイン濃度および 内容量が異なる

参考）抹茶1杯あたり：抹茶1.5 g（カフェイン含有量48 mg）/ 70 ～ 80℃ の湯70 mL（抹茶の
　　　　カフェイン含有量3.2 g/ 100 g）
（文献7）より改変）

POINT 23　お酒は飲んでもよい？

アルコールがADPKDに影響するかどうかは不明です．ただし，アルコールには利尿作用があり，比較的長時間持続するため，脱水に注意する必要があります．

アルコールとバソプレシン分泌

アルコールは，第三脳室前腹側に位置する終板脈管器官（OVLT）にある浸透圧受容体の感度を低下させ，下垂体からのバソプレシン分泌を抑制し，利尿を促進します．

アルコール摂取時にどのようにバソプレシン分泌が抑制されていくのか，どのくらいで脱水状態になるのかなどを調べた興味深い研究があるので紹介します[1]．

1. 研究の方法（図1）[1]

10人の被験者に，3時間の絶食後，午後6時にサンドイッチと水250 mLを摂取してもらいます．午後7時から60分間で図1のDay A〜Dのいずれかの飲み方をしてもらい，60分，90分，150分，240分，720分（翌朝7時）にデータを採取します．被験者には，それぞれ別々の日に，Day A〜Dの4通りの飲み方をしてもらいます．

なお，バソプレシンの代わりに，コペプチンを測定します（コペプチン：バソプレシンの前駆体のC末端断片．安定して測定できるマーカー）．

2. 研究の結果（図2）[1]

結果の要点を示します．

① 血漿浸透圧は水以外で上昇し，12時間後にもとのレベルに戻った．

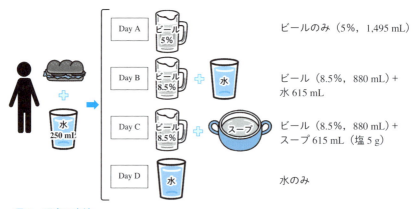

図1　研究の方法
Day A，B，Cはアルコールの血中濃度が同じになるように設定されている
（文献1）より作成）

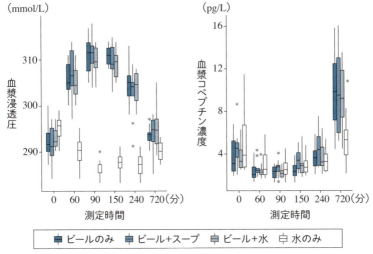

図2 アルコール摂取と血漿浸透圧，血漿コペプチン濃度の推移
（文献1）より改変）

② コペプチンは，A～Dすべてで最初より低く，4時間後にもとのレベルに戻った．12時間後，A～Cにおいてコペプチン濃度が上昇した．
③ ビールと一緒に摂取した水やスープの影響は受けなかった．

ADPKDにおけるアルコール摂取

上記の研究結果から，何がいえるか考えてみました．
① 血漿浸透圧はアルコール摂取後速やかに上昇するが，それに伴うバソプレシンの分泌はない．すなわち，脱水になっているのにもかかわらず，利尿が続き，脱水は助長される．
② 約4時間後からバソプレシンが反応するようになり，12時間後まではバソプレシンの分泌が増加している状態が続く．

重要なことは，アルコール摂取により脱水状態となり，数時間後から長時間にわたってバソプレシンの分泌が増加することです．ADPKDでは，結果的に囊胞増大ならびに間質線維化を促進することになることが推察されます．そのため，アルコール摂取後3～4時間で起こってくるバソプレシン分泌を最小限に抑えるように，飲酒後の水分摂取を十分に行うことがすすめられます．

● 文 献 ●

1) Sailer CO, et al：Am J Physiol Renal Physiol 2020；318：F702-F709

POINT 24 発熱・痛み・血尿が出たら

ADPKDに起因する症状として多いのが，痛み，発熱，血尿です．腎臓ならびに肝臓の腫大による痛み，腹部の違和感はよく認められる症状です．それに発熱を伴うか，血尿がみられるかによって，その原因を鑑別し，治療につなげていくことが大事です．

痛みのみで発熱や血尿を伴わない場合

その多くは腎臓や肝臓の被膜の伸展によると考えられます．

囊胞液は常に一定の状態を保っているわけではなく，身体の状態や姿勢によっても囊胞の増大・縮小に伴い，被膜への刺激の程度が変わります．鎮痛薬が必要なほどの痛みになることは少なく，楽な姿勢でなるべく安静にすることで多くは軽快します．

発熱はないが，比較的強い急激な痛みが出てくる場合

囊胞出血や結石によると考えられ，血尿を伴う場合も伴わない場合もあります．

1．囊胞出血

囊胞壁周囲の血管の破綻により血液が囊胞内に流れ込み，囊胞が増大して被膜が伸展することにより痛みを生じます．血尿は，出血した囊胞から尿細管に血液が漏れ出てくることにより生じます．尿路への凝血塊の排泄も痛みの原因になります．

尿沈渣では，非糸球体型赤血球が主体ですが，一部に特徴的な「膜部顆粒成分凝集状脱ヘモグロビン赤血球」が認められることがあります（図）．囊胞内で出血し，貯留している間に脱ヘモグロビン化するものと考えられています．

超音波検査でエコー輝度の上昇・混濁，CTでは高CT値，MRIではT1強調画像と拡散強調画像で高信号，T2強調画像で低信号を示します．ただし，過去の囊胞出血や感染によることも多く，新しく出血した部位の同定には過去の画像との比較が必要です．

肉眼的血尿は通常2～3日以内に消失することがほとんどですが，止血薬としてカル

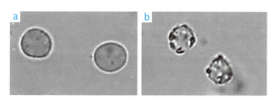

図　囊胞出血時にみられる尿沈渣所見
a：非糸球体型赤血球，b：膜部顆粒成分凝集状脱ヘモグロビン赤血球
（新潟医療福祉大学医療技術学部臨床技術学科 横山　貴 先生ご提供）

バゾクロム（アドナ®）やトラネキサム酸（トランサミン®）も適宜使用します．痛みが強い場合は，非ステロイド性抗炎症薬（NSAIDs）などの鎮痛薬を使用し，安静を保ちます．また，尿路での凝血塊ができないように水分を十分に摂ってもらいます．

2. 尿路結石

尿路閉塞による尿管，腎盂の内圧上昇により痛みが生じます．一般的に自然排石が期待されるため，NSAIDs などの鎮痛薬使用や十分な水分摂取，輸液など保存的治療を行います．ADPKD では尿路結石の頻度が一般より高いため，その予防が大切です．

① 尿流が停滞しないように水分摂取を心掛けてもらいます．

② ADPKD では尿酸結石が多いため，高尿酸血症の治療を考慮します．

③ 一般的に多いシュウ酸結石に対しては，動物性蛋白質・脂肪やシュウ酸を多く含む食品（ホウレンソウやお茶など）を摂りすぎない，Ca 不足にならないようにします（シュウ酸は腸内で Ca と結合し，吸収を抑制する）．

発熱があり，痛みがある場合

腎臓あるいは肝臓の囊胞感染が一番に考えられます．頻度は低いものの，大腸憩室炎も鑑別にあがります．

囊胞感染

1）重症度の判断

発熱や痛みの程度，全身状態，CRP 値，白血球数によっては，最初から入院も考慮すべきです．

2）外来治療

囊胞への移行が良好なニューキノロン系経口抗菌薬が多く使用されます．囊胞感染は閉鎖腔内で起こるため再燃しやすく，4 ～ 6 週間の抗菌薬投与が推奨されています．

3）入院治療

抗菌薬の経静脈投与により，高濃度で囊胞へ移行させることができます．より安静にできることや栄養状態を良好に保てることもメリットになります．できれば抗菌薬投与前に血液と尿の培養検査を行っておきます．抗菌薬治療に抵抗性の場合には，早期に感染囊胞のドレナージを行うことが推奨されています．感染囊胞の同定は，超音波検査，CT，MRI で行われますが，難しい場合に PET-CT が有用なこともあります（保険適用外）．

4）感染予防

腎囊胞感染は尿路からの逆行性感染によることが多く，普段から膀胱炎を起こさないように十分な水分摂取を習慣づけてもらいます．膀胱炎と診断した場合には，さらに十分な飲水を促し，短期間（1 週間以内）の抗菌薬投与も考慮します．

尿細管を旅する"尿素くん"のつぶやき

1 旅のはじまり—糸球体〜近位尿細管

糸球体で濾過された尿素はどのように尿細管を通っていくのでしょうか．
ご主人さまの腎臓の中で，尿細管を旅する"尿素くん"のつぶやきを聞いてみましょう．

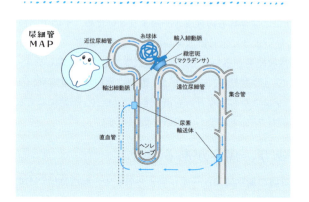

糸球体を通過すると
「やれやれ，血液の中は混んでいたなあ．赤血球は大きいし，蛋白も多くて窮屈だった．少し渋滞はあったけど，流れも強くて押し出された感じかな．でも，無事に（糸球体を）通ることができてよかった．僕は身体に必要ないもんな」

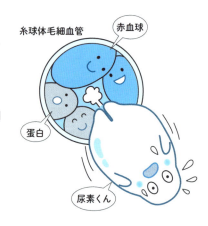

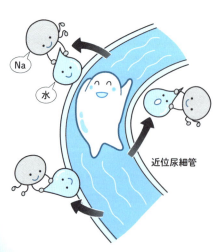

近位尿細管に入ると
「大きいものはいないし，見通しがいい！」
と流れに乗っていきます．
「ここはすごい勢いで，Naくんがたくさん壁の向こうに行ってしまうんだ．それに引きずられて水もなくなっていくよ」

→ 76ページにつづく

Part 5

合併症の管理
―腎臓以外で気をつけるべき病態

POINT 25　脳動脈瘤のスクリーニングはいつ行う？

ADPKDにおける脳動脈瘤の合併率は9〜23％で，特に日本人では頻度が高いとされています．脳動脈瘤破裂によるくも膜下出血は致死的合併症であり，ADPKDと診断されたら，頭部MRA検査による脳動脈瘤のスクリーニングが推奨されます．

ADPKDにおける脳動脈瘤とくも膜下出血

ADPKDでは，くも膜下出血発症年齢が平均40歳と若いこと，脳動脈瘤が小さくても破裂することが知られています．一般的には5mm以上が治療適応になりますが，ADPKDでは2〜3mmでも破裂することがあります．

1. 家族集積性

ADPKDで脳動脈瘤あるいはくも膜下出血の患者が家系内にいる場合は，さらに頻度が高いことが知られています．

私たちは，PKD1・PKD2遺伝子変異型の違いにより，脳動脈瘤の合併頻度や発症年齢に差があることを報告しました（図1）[1]．合併頻度はsplicing変異で最も高く，発症年齢はframeshift変異，splicing変異で低いことが示されました．同一家系においては同じ遺伝子変異をもっているはずです．今のところ，遺伝子検査を簡単にできるわけではありませんが，脳動脈瘤を（特に若年で）合併した患者がいる家系においては，frameshift変異，splicing変異の可能性があり，そのリスクが高いことが示唆されます．

2. その他のリスク因子

私たちは，519人のADPKD患者のうち，脳動脈瘤を合併した94人（18％），くも膜下出血を発症した22人（4％）について，リスク因子を検討しました．その結果，TKVが大きいほど，また腎機能が低下するほど，脳動脈瘤ならびにくも膜下出血のリ

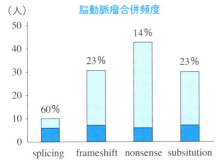
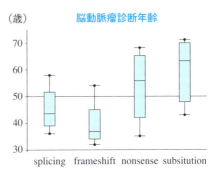

図1　PKD1ならびにPKD2遺伝子変異型による脳動脈瘤の合併頻度・発症年齢の違い
（文献1）より改変）

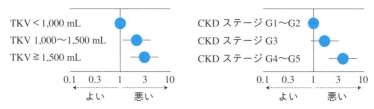

図2　TKV別・CKDステージ別の脳動脈瘤発症のリスク
（文献2）より改変）

スクが高くなることがわかりました（図2）[2]．このことは，すでに腎代替療法を受けている患者でも，脳動脈瘤合併リスクが高いことを示しており，引き続きスクリーニングを継続することがすすめられます．

管理の実際

1．脳動脈瘤が認められた場合

脳動脈瘤が小さくても，たとえ疑いであっても，脳神経外科専門医に紹介します．喫煙，多量飲酒，高血圧はリスクを高めるため，厳格に指導ならびに管理を行います．

2．脳動脈瘤を認めなかった場合

検査間隔について一定の見解はありません．ただし，致死的合併症であり，中高年になっても新規に脳動脈瘤が形成されることもあるため，家族歴がある場合は年1回，ない場合でも3年に1回は検査を行っています．

● 文　献 ●

1) Kataoka H, et al：Stroke Vasc Interv Neurol 2022；2：e000203
2) Kataoka H, et al：Sci Rep 2022；12：18056

COLUMN

MRI検査を受けるのが難しい場合

① 閉所恐怖症：オープン型MRI（頭は固定されるが，左右は解放されている）や抗不安薬の服用を考慮します．
② 入れ墨・タトゥー：痛みや変色の可能性があるため，事前に検査室と患者さんで相談する必要があります．
③ ペースメーカー：事前に循環器主治医に相談し，業者の援助を受けて行うことは可能です．

それでもできない場合は，CT angiographyを行います．造影剤を使用するので，腎機能低下患者では慎重に行う必要があります．

POINT 26 心臓超音波検査でのスクリーニングはなぜ必要？

ADPKDでは，心臓弁膜症のスクリーニングとして推奨されてきましたが，最近の報告によると，心臓弁膜症の頻度は高いものの，ほとんどが軽症であること，むしろADPKDの合併症として心筋症を発症することがわかってきています．両者のスクリーニングとして心臓超音波検査を行うことがすすめられます．

 ADPKDにおける心臓弁膜症

　ADPKDでは，心臓弁膜症〔特に僧帽弁逸脱症（MVP）〕の頻度が高い（20～30％）といわれており，スクリーニングとして心臓超音波検査が推奨されてきました．ただし，これらの頻度は，かなり古いデータをもとにしたものです．その後，心臓超音波検査に関する論文の報告はほとんどありませんでしたが，ようやく新しい報告が出てきました．心臓弁膜症に関する以前の代表的な報告と，新しい2つの報告の結果を比較したものを表1に示します[1]～[3]．

　これをみると，新しい報告ではMVPの頻度が極端に低いことがわかります．この理由として，検査機器ならびに技術の進歩によって診断精度が向上し，MVPの診断基準を満たさなくなったものと考察されています．また，僧帽弁逆流症（MR），三尖弁逆流症（TR），大動脈弁逆流症（AR）は，頻度にばらつきはあるものの，決して少なくはありません．最近の2つの報告の違いについては，2023年の論文ではごく軽度（trivial）の逆流も含めており，逆に2022年の論文ではそれを含めていないようです．特記すべきは，このようにADPKDにおいて弁逆流症の頻度はそれなりに高いものの，いずれもそのほとんどが軽症（mild）であることです．

表1　複数の研究におけるADPKD患者の心臓超音波検査の結果の比較

論文	発表年	症例数（n）	MVP（％）	MR（％）	TR（％）	AR（％）
Hosack KF, et al[1]	1988	163	26	31	15	8
Pfeferman MB, et al[2]	2022	294	3.4	15.3	16.0	4.8
Arjune S, et al[3]	2023	141	4	63	62	16

MVP：僧帽弁逸脱症，MR：僧帽弁逆流症，TR：三尖弁逆流症，AR：大動脈弁逆流症

表2　当院におけるADPKD患者の心臓超音波検査の結果

	症例数（n）	MVP（％）	MR（％）	TR（％）	AR（％）	PR（％）	LVH（％）
自験例	119	1.7	36.2	53.8	17.6	18.5	5.9

MVP：僧帽弁逸脱症，MR：僧帽弁逆流症，TR：三尖弁逆流症，AR：大動脈弁逆流症，PR：肺動脈弁逆流症，LVH：左室肥大

当院通院中の患者119人に対し，2018〜2022年に同一施設で行った心臓超音波検査の結果を表2に示します．最近の論文と同様に，MVPの頻度は低いことがわかります．MRのなかに僧帽弁置換術を行った患者が1人だけいましたが，それ以外の弁膜症はすべて軽症（mild）であり，上記の最近の論文と相違ない結果でした．

さらに一般人の研究でも，弁膜症は，MRが34％，ARが9％，TRが22％に認められるとの報告もあり，決してADPKDでの頻度が高いとはいえません[4]．

ADPKDにおける心筋症

心臓弁膜症より最近注目されているのが，心筋症です．

2017年の報告では，667例のうち，特発性拡張型心筋症（IDCM）が39例（5.8％），閉塞性肥大型心筋症（HOCM）が17例（2.5％），左室緻密化障害（LVNC）が2例（0.3％）認められています[5]．この報告では，虚血性心疾患による心筋症，腎機能低下（eGFR < 15 mL/分/1.73 m^2），他の原因による心筋症を除外しており，純粋にADPKDに関連する心筋症と診断されたものを対象としています．

IDCMでは，多くが先にADPKDと診断され（平均41.1歳），IDCMの診断年齢は53.3歳，その時のeGFRは52.3 mL/分/1.73 m^2，高血圧を69.2％で認めました．治療はアンジオテンシン変換酵素阻害薬（ACEI），β遮断薬，利尿薬，ジゴキシンなどで行われ，多くは心機能の改善傾向が認められましたが，なかには心移植やペースメーカー挿入に至った患者がいたようです．

HOCMでは，多くが先にADPKDと診断され（平均40.2歳），HOCMの診断年齢は59.9歳，その時のeGFRは55.1 mL/分/1.73 m^2，高血圧を82.4％で認めました．多くはβ遮断薬を含む内科的治療が行われましたが，なかには中隔心筋切除術などの外科的治療を行った患者がいたようです．

このように，心筋症に対する治療が必要な患者さんが少なからずいることがわかります．PKD遺伝子型（*PKD1*，*PKD2*）との関連も検討されていますが，遺伝子変異が心筋症を発症させるのではなく，その素因である可能性を示唆するものと考察されています．

以上から，心筋症を脳動脈瘤と同様にADPKDの合併症として考えて，心臓超音波検査は心臓弁膜症だけでなく，心筋症のスクリーニングとして行うべき検査の1つではないかと思います．

文　献

1) Hossack KF, et al：N Engl J Med 1988；319：907-912
2) Pfeferman MB, et al：J Clin Med 2022；11：5982
3) Arjune S, et al：Kidney360 2023；4：150-161
4) Choong CY, et al：Am Heart J 1989；117：636-642
5) Chebib FT, et al：Kidney Int Rep 2017；2：913-923

POINT 27 肝嚢胞はどうフォローする？

肝嚢胞に対しては，その状態を把握し，増大リスクをできるだけ避けること，さらに肝 TAE などの適応がないかどうか考えることが重要になります．

ADPKD における肝嚢胞

ADPKD においては，約 80 〜 90％で多発性に肝嚢胞が認められます．

その多くは無症状で，肝不全に至ることはほとんどありませんが，肝嚢胞による圧迫症状などにより治療が必要となる場合もあります．

肝嚢胞は加齢とともに増加・増大することが多く，経年的に観察していく必要があります．重症度分類としてよく使われるのが Gigot 分類です（図）[1]．

Gigot Ⅰにもあてはまらないような患者が多数を占めますが，Gigot 分類にあてはまる患者では，腹部膨満感や腹痛など，何らかの圧迫症状が現れる可能性があります．

この圧迫症状に対しては，楽な姿勢をとってもらうこと，痛みが強い時にはなるべく安静にしてもらうこと，痛み止めを適宜使用してもらうことくらいしかできません．

症状が強い場合の治療

1. 嚢胞ドレナージ術

Gigot Ⅰに相当し症状が強い場合は，嚢胞ドレナージ術の適応を考えます．大きな嚢

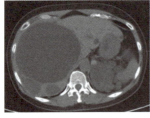
Gigot Ⅰ
嚢胞数は 10 個程度で，肝内の分布は比較的限局しており，2 区域以上の正常肝容積がある．10 cm 以上の大型嚢胞がある

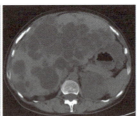
Gigot Ⅱ
小〜中型の嚢胞が肝内にびまん性に分布しているが，嚢胞のない正常肝実質がある程度残存している

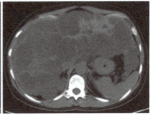
Gigot Ⅲ
小〜中型の嚢胞が肝内にびまん性に分布し，肝実質は嚢胞間に少量しか残存していない

図　Gigot 分類と典型的な画像（自験例）
（文献 1）をもとに作成）

胞が肝臓の表面にある場合には肝臓表面の被膜を刺激して痛みを起こしていることも多く，症状が強い場合には検討してもよいかもしれません．しかし，横隔膜直下にある囊胞の場合は，横隔膜に炎症が及ぶと横隔膜交通症や気胸などのリスクがあるため，慎重に検討する必要があります．また，ドレナージ後に再び囊胞が大きくなることが多いので，同時にミノサイクリンなどの注入による硬化療法の併用がすすめられます．

2. 肝動脈塞栓療法（肝 TAE）

Gigot Ⅱ，Ⅲに相当する場合は，症状の程度により対処方法が変わってきます．囊胞が大きくても特に症状がない場合には，経過観察のみということも少なくありません．

ただし，肝全体の腫大や左葉の囊胞により胃や腸が圧迫され，逆流性食道炎や満腹感を感じやすい状態などとなり，食事摂取量が減って，体重が減る，手足が痩せてくるような場合には，何らかの対応が必要になります．

治療における侵襲を考えると，肝 TAE が考慮されます．ただし，TAE を行う肝動脈支配領域にある程度囊胞が集簇していることが前提となるので，TAE の専門医との相談が不可欠です．囊胞腎に対する TAE は腎臓で多く行われており，塞栓物質として金属コイルが多く使用されています．肝囊胞の TAE においても金属コイルが使用されていますが，現在，液体の永久塞栓物質エンボスフィア®（多血性腫瘍または動静脈奇形に適応がある）が肝囊胞に対する TAE での適応を申請中であり，近い将来使用できることが期待されます．再疎通が少ないこと，比較的小さな領域で使用できること，繰り返し行うことが可能であることなどがメリットとされます．

3. 肝囊胞開窓術，肝部分切除術

術後の腹水貯留など合併症が多く，術後癒着などにより肝移植の際に手術の妨げになることなどから，積極的には行われていないのが現状です．

4. 肝移植

Gigot Ⅲに相当し，肝囊胞による重篤な圧迫症状がある場合，あるいは肝不全状態である場合には，その適応を考える必要があります．

肝移植を行う施設は限られており，肝移植を考えた場合には早めに移植可能な施設へ相談することがすすめられます．

また，腎不全を合併している患者では，肝腎同時移植も選択肢の1つになります．

5. 薬物治療

肝囊胞に対する薬物治療として，数年前から巨人症に適応のあるソマトスタチンアナログの臨床研究が行われ，メタアナリシスでも有効性が報告されています．しかし，保険適用として認められた国はいまだなく，その使用は現実的ではありません．

● 文 献 ●

1) Gigot JF, et al：Ann Surg 1997；225：286–294

POINT 28 女性は肝嚢胞のハイリスク！

年齢とともに肝嚢胞の頻度や大きさは増加します．急速な肝嚢胞の増大は特に女性に多く，そのなかでも妊娠回数が多い女性，不妊治療を受けた女性は，肝嚢胞増大のリスクがより大きくなる可能性があります．

 ### 症例呈示

不妊治療を受け，妊娠・出産を経て，肝嚢胞が著明に増大した症例を紹介します．

28歳時のCT（図1-a）では，肝嚢胞は多発性に認められますが，Gigot分類のⅠ型にもあてはまりません．その後，35歳頃からエストロゲン製剤を含む女性ホルモンによる不妊治療が開始され，37歳で妊娠，38歳で出産しました．39歳時に撮影したCT（図1-b）では，著明な肝嚢胞の増加・増大，肝腫大が認められるようになりました．肝右葉，特に横隔膜直下のS8部分を中心に嚢胞が出現し，明らかに増大していました．肝右葉下部ならびに左葉には肝実質が残存しており，Gigot分類Ⅱに相当すると考えられます．胃と思われる内腔も，肝臓の腫大により圧迫されていることがわかります．

母親も肝動脈塞栓療法（肝TAE）を行った既往があることから，遺伝的要因もあるかもしれませんが，不妊治療ならびに妊娠・出産が，肝嚢胞の増加・増大に大いにかかわっていることが推察されます．

 ### 女性ホルモンと肝嚢胞

女性であることが，肝嚢胞の最も重要なリスクファクターであることは知られています[1]．その要因として考えられているのがエストロゲンで，その受容体は肝嚢胞を形成する胆管上皮細胞に存在することが知られています．動物や肝細胞株を用いた実験で，胆管上皮細胞の成長がエストロゲン投与後に増幅し，タモキシフェンなどの抗エストロ

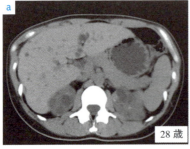
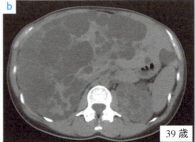

図1　不妊治療・妊娠・出産前後の腹部CT

ゲン薬投与後に減弱することが報告されています．

また，閉経後に肝嚢胞の増大速度が下がること，なかには嚢胞が小さくなる患者がいることも報告されています．

ADPKDにおける女性ホルモン治療

以上から，ADPKD患者に不妊治療を行う場合は，肝嚢胞の状態をきちんとフォローすることが大事です．また，更年期障害に対する治療として女性ホルモン（エストロゲン）を使用する場合も注意が必要です．

Gigot分類Ⅱ，Ⅲに相当する場合は，女性ホルモン治療はできるだけ避けるようにします．Gigot分類ⅠあるいはGigot分類に相当

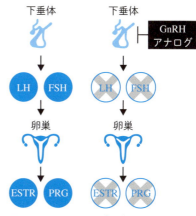

図2　GnRHアナログ治療

GnRH：性腺刺激ホルモン放出ホルモン，LH：黄体形成ホルモン，FSH：卵胞刺激ホルモン，ESTR：エストロゲン，PRG：プロゲステロン
（文献1）より改変）

しない場合でも，治療の必要性と肝嚢胞増大リスクについて，十分に検討する必要があります．治療が必要な場合には，治療開始前にCTなどで肝嚢胞の評価を行い，その程度に応じて3か月～1年後に再評価することがすすめられます．

肝嚢胞に対する新しい治療の可能性

最近，女性ホルモンをターゲットとした治療の臨床研究が，ヨーロッパで進められています[2]．エストロゲンだけでなく，広く女性ホルモンの作用を抑えるために性腺刺激ホルモン放出ホルモン（GnRH）のアナログを用いるというものです（図2）[1]．

今後，このような肝嚢胞に対する新たな治療法が開発されることが期待されますが，臨床応用されるまでには相当の時間を要するものと考えられます．したがって，現時点では，肝嚢胞に対しては，特に女性の患者さんの場合，女性ホルモンの影響を（なるべく）少なくする配慮が必要です．

● 文　献 ●

1) Aapkes SE, et al：Liver Int 2021；41：2009-2019
2) Aapkes SE, et al：BMC Gastroenterol 2022；22：82

尿細管を旅する"尿素くん"のつぶやき
2 仲間の尿素くんたちとの出会い―ヘンレ下行脚

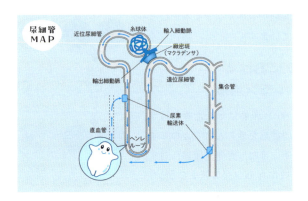

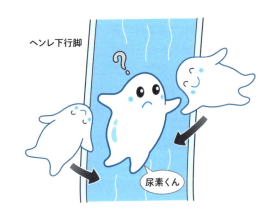

ヘンレ下行脚に入ると,
「仲間の尿素くんたちがいっぱい
入ってきた．何でだろう？」

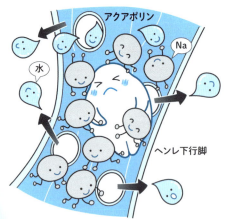

「あれ，今度は，水だけが少なく
なっていくな」

ヘンレループの曲がり角に到達する
頃には,
「Naくんたちがひしめきあっている．
水の孔がたくさんあるから
水がますます少なくなっていくし,
窮屈になってきたよ」

→ 96 ページにつづく

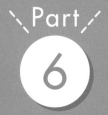

Part 6

トルバプタン治療への道のり
―薬の説明から導入まで

POINT 29 トルバプタンってどんな薬？

2014年3月にADPKDの治療薬として，バソプレシン受容体拮抗薬（トルバプタン）が承認されました．水利尿薬であるトルバプタンが，なぜADPKDの治療薬になったのか，その開発の経緯も含めて説明します．

水利尿薬の開発

従来の利尿薬は，尿細管でのNaなどの溶質の再吸収を抑制し，溶質とともに水を排出するものしかありませんでした．これらの利尿薬は心不全や肝硬変などの浮腫性疾患に対して使用されますが，Na利尿がメインのため，しばしば低ナトリウム血症を起こし，なかなか浮腫管理ができないこともあります．溶質の排出を伴わない純粋な水利尿薬は，そのジレンマを解消するものとして期待され，その要望に応えるべくバソプレシン受容体拮抗薬が開発されたのです[1]．

ADPKDにおけるバソプレシン受容体拮抗薬トルバプタン

ADPKDでの応用が考えられたのは，ADPKDではcAMPが囊胞形成を促進すること，そのcAMPの産生を促進するものの1つがバソプレシンであることによります（図）[2]．

2003年に，囊胞腎モデル動物にバソプレシン受容体拮抗薬を投与すると，囊胞形成が著明に抑制されたことが報告されました[3]．

その後，2007年から15か国，1,500人規模のバソプレシン受容体拮抗薬トルバプタンの臨床試験（TEMPO 3：4試験）が行われました．その結果，プラセボと比較し，腎容積増大率は約半分になり，腎機能低下は約30％抑制されました[4]．これを受けて，2014年にトルバプタンが世界に先駆けて日本でADPKDの治療薬として認可されました．

2010年に心不全，肝硬変の治療薬としてすでに認可されていましたが，その最大投与量はそれぞれ15 mg，7.5 mgでした．それに対して，ADPKDでは通常量が60 mg，最大投与量が120 mgです．臨床試験でも実薬群の半数以上で，口渇・多飲・多尿などの水利尿に関する有害事象が認められました．また，肝障害の有害事象の頻度も高いことがわかりました．そのため，トルバプタンの使用にあたっては，入院のうえで開始すること，その後も1か月に1回の血液検査を行うことが義務づけられました．

はじめのうちは，薬価が高いために患者の費用負担が大きく，なかなか普及しませんでした．医師・患者双方の多飲・多尿への懸念や，臨床試験の結果が実感できるほどではなかったことも，投薬を躊躇させる原因となっていたようです．

しかし，2015年から「難病医療費助成制度」が改正され，ADPKDも対象疾患となったことにより，投与患者の数が少しずつ増えていきました．

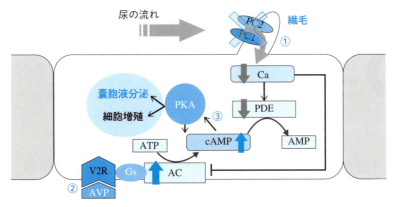

図 囊胞形成における細胞内シグナル伝達経路
①ADPKDではPC1, PC2が機能しないため，細胞内へのCaの流入が減少する．その結果，cAMPの分解酵素であるPDE活性の低下，cAMPの合成酵素であるAC活性の上昇が起こる．
②ADPKDでは尿濃縮力障害からバソプレシンが増加し，G蛋白を介してAC活性を上昇させる．
③①，②により大きく増加したcAMPは，PKAを介して異常な細胞増殖および囊胞液の分泌を増加させ，囊胞の形成・増大を引き起こす．
PC：ポリシスチン蛋白，PDE：ホスホジエステラーゼ，AC：アデニールシクラーゼ，PKA：プロテインキナーゼA，V2R：バソプレシンV_2受容体，AVP：バソプレシン，Gs：G蛋白
（文献2）より改変）

　一方，米国では，最初の臨床試験（TEMPO 3：4試験）では承認されず，追加の臨床試験（REPRISE試験）が行われました．腎機能が低下した患者（eGFR 25 ～ 65 mL/分/1.73 m^2）を対象とし，腎機能低下抑制を主要アウトカムとして，有効性が証明されました[5]．その結果，米国でも承認され，今では日本を超える数の患者が服用しているようです．

　トルバプタンはバソプレシンの作用を抑制するため，当然のことながら尿量が増加します．そのため，処方する医師にも患者にも「脱水にならないか」という心配はつきまといます．しかし，現時点でトルバプタンは唯一のADPKDの治療薬です．

　将来的に新たな治療薬の開発も期待されますが，それまでできるだけ進行を遅らせることが大事であり，トルバプタンはそれなりの効果が期待できる薬だと思います．

● **文　献** ●

1) Yamamura Y, et al：Br J Pharmacol 1992；105：787-791
2) 望月俊雄：日本腎臓学会誌 2015；57：774-782
3) Gattone VH 2nd, et al：Nat Med 2003；9：1323-1326
4) Torres VE, et al：N Engl J Med 2012；367：2407-2418
5) Torres VE, et al：N Engl J Med 2017；377：1930-1942

POINT 30 トルバプタンはどのくらい効果があるの？

トルバプタンは強力な利尿作用のある薬です．服用する患者も相当の覚悟をもって服用しています．そこまでして，どの程度有効なのか疑問をもたれる先生もいると思います．その答えになるかどうかわかりませんが，臨床試験から得られた知見をいくつか紹介します．

TEMPO 3：4 試験の日本人サブグループ解析の報告

　TKV の年間増加率は，試験全体ではプラセボ群 5.5％に対し，トルバプタン群 2.8％でしたが，日本人に限ってみると，プラセボ群 5.0％に対し，トルバプタン群 1.3％と日本人で有効性が高くなっていました．図 1-a[1] に個々の患者の 3 年間の変化を示します．TKV が減少している患者の割合がトルバプタン群で明らかに多いことがわかります．

　eGFR（mL/分/1.73 m^2）の年間変化量は，試験全体ではプラセボ群 −3.70 に対し，トルバプタン群 −2.72 でしたが，日本人に限ってみると，プラセボ群 −5.05 に対し，トルバプタン群 −3.83 と，やはり日本人で有効性が高くなっていました．図 1-b[1] に個々の患者の 3 年間の変化を示します．eGFR の低下が 10 未満の患者の割合が，トルバプタン群で明らかに多いことがわかります．

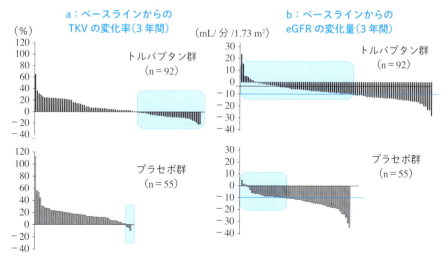

図 1　TEMPO 3：4 試験 日本人サブグループ解析における TKV，eGFR の変化
（文献 1）より改変）

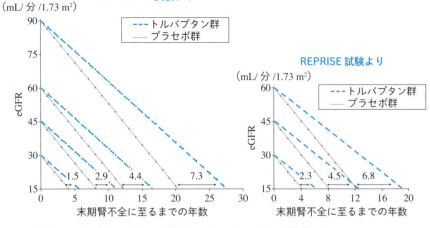

図2 TEMPO 3：4試験，REPRISE試験から得られたeGFRの推移のシミュレーション
(文献2) より改変)

臨床試験からのシミュレーション

　実際に末期腎不全に至るまでの期間を，どのくらい延ばせるのかが気になるところです．最近，長期予後の報告も出てきていますが，2つの臨床試験から得られた，eGFR 15に至るまでの期間をトルバプタン群とプラセボ群で比較したシミュレーションを図2に示します[2]．このシミュレーションでは，プラセボ群とトルバプタン群との差は，eGFR 90の患者で約7.3年，eGFR 60の患者で約4.4年（TEMPO 3：4試験），約6.8年（REPRISE試験）となっています．

　今後，長期的な予後を検証する必要はありますが，臨床試験の結果からトルバプタンにはADPKDの進行を遅らせる効果があるものと考えられます．

● 文　献 ●

1) Muto S, et al：Clin Exp Nephrol 2015；19：867-877
2) Chebib FT, et al：J Am Soc Nephrol 2018；29：2458-2470

POINT 31　トルバプタンはどんな患者さんに使えるの？

トルバプタンの適応は，TKV ならびにその増大率により決められます．ただし，肝障害などの禁忌項目の除外も必要です．また，適応基準を満たしていても迷う場合もあります．

トルバプタンの適応基準

　トルバプタンの適応基準は，「TKV が 750 mL 以上」かつ「TKV の年間増大率が概ね 5％以上」です．「概ね」とありますが，難病申請に必要な「臨床個人調査票」には小数点 1 桁まで書く欄があるので，5.0％以上であることが条件になります．

　年間増大率の計算に用いる測定間隔に関する規定はないので，必ずしも 1 年の間隔を空ける必要はありません．ただし，信頼性を考えて，少なくとも 4 か月程度は空けて評価するようにしています．

禁　忌

おもな禁忌項目は以下のとおりです．
① 重篤な腎機能障害（eGFR 15 mL/ 分 /1.73 m² 未満）
② 慢性肝炎，薬剤性肝機能障害などの肝機能障害（ADPKD に合併する肝囊胞を除く）またはその既往歴のある患者
③ 妊婦あるいは妊娠の可能性のある女性

　このなかで判断が難しいのは，肝機能障害として AST，ALT が正常上限を超えている場合です．明らかな慢性肝炎や薬剤性肝機能障害がない，すなわち脂肪肝など他の原因による肝機能障害とその既往は禁忌には該当しないことになります．実際には投与可能ですが，トルバプタンによる肝機能障害と鑑別しづらくなることが懸念されます．したがって，投与前に AST，ALT が正常範囲内であることが望ましいと考え，脂肪肝など他の原因による肝機能障害がある場合は，減量やウルソデオキシコール酸の使用（「慢性肝疾患における肝機能の改善」に適応がある）などにより，肝機能を正常化させてから投与を開始しています．

　また，妊娠の可能性がある場合は，避妊を指導する必要があります．動物実験で薬剤の胚あるいは胎児への移行，催奇形性，胚・胎児死亡が報告されているため，しっかりと伝えておく必要があります．なお，男性が服用している場合に胎児への影響はないとされています．

適応に迷う場合

　数値的にトルバプタンの適応になる場合でも，投与を迷うことがあります．年齢，腎機能，併存疾患，社会生活，挙児希望などがその要因です．

1. 年　齢

　50歳未満では年齢を考慮する必要はないと思いますが，それ以上になると迷うこともあります．

　これまでの臨床試験から，比較的高齢の患者を対象として解析した報告があります．56～65歳でeGFR低下率が3 mL/分/1.73 m^2/年以上のCKDステージG3，G4では，トルバプタンを使用しなかった通常治療群でのeGFR低下率が3.99 mL/分/1.73 m^2/年であったのに対し，トルバプタンを使用した群では2.33 mL/分/1.73 m^2/年でした（図1）[1]．

　当院のトルバプタン投与開始年齢が63歳の女性の経過を図2に示します．TKV 857 mL，増大率5.2％，eGFR 48.7 mL/分/1.73 m^{2}であり，適応基準を満たしていました．水分摂取ができるかどうかが心配でしたが，十分な水分摂取もでき，3年以上継続できています．その結果，1年後の腎容積は著明に減少し，eGFR低下率は3.7 mL/分/1.73 m^2/年から2.3 mL/分/1.73 m^2/年に低下しました．

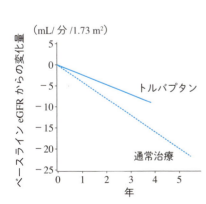

図1　高齢者における腎機能変化の推移（トルバプタン治療と通常治療との比較）

（文献1）より改変）

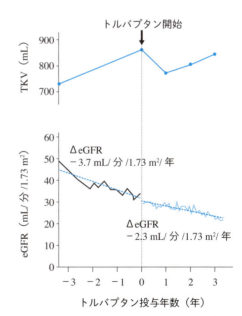

図2　トルバプタン投与開始年齢63歳の女性の経過

このように，比較的高齢であっても，トルバプタンの適応基準を満たし，腎機能低下速度が速ければ，トルバプタンの投与を考慮したほうがよいと考えられます．
　私は，ADPKD class（Mayo）分類による eGFR 推移の予測だけでなく，このように実際の eGFR 推移グラフを作成しています．その延長線上の生涯のうちに末期腎不全に至る可能性があるかどうかが判断のポイントになります．投与する場合は「水分摂取が十分にできるうちはトルバプタンを服用し，それが難しくなった段階で減量・中止する」というオプションを提示しています．

2．腎機能

　腎機能低下症例，特に eGFR 30 mL/分 /1.73 m^2 未満の CKD ステージ G4 の場合は，その効果があるのか，脱水により腎機能が低下してしまうのではないか，などが懸念されます．添付文書に「腎機能低下（Ccr 30 mL/分未満）患者は減量して投与を開始すること」との注意書きがあるので，投与開始量を少なくすることも可能です．私は，eGFR 25 mL/分 /1.73 m^2 未満で水分摂取に不安がある患者さんでは，通常量の半分の 30 mg で投与を開始しています．

3．併発疾患

　脱水により併発疾患が悪化する可能性のある場合は，その投与を慎重に考えます．例えば，脳梗塞の既往がある場合は，十分に水分摂取ができるかどうか，腎機能の低下速度の見極めを行ってから投与を考えます．

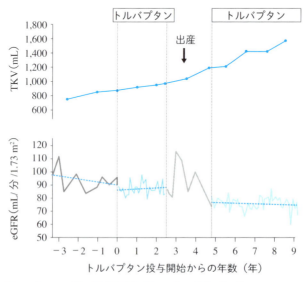

図 3　トルバプタン投与開始年齢 32 歳の女性の経過

4. 社会生活

　トイレに行くのが難しい，水分摂取が容易でない仕事もあります．例えば，窓口業務，店頭販売業務，運転業務（タクシー・バス等）などがあげられます．ただし，服用してからある程度経過した段階では，1時間に1回程度の尿回数に落ち着くことが多く，そのくらいの頻度でトイレ休憩がとれれば，服用可能です．また，尿回数が多い場合は，少量から開始するなどの工夫もします．

5. 挙児希望

　将来的に挙児希望があったとしても，現時点でその希望がない場合は，トルバプタン投与は可能です．ただし「妊娠活動」を開始する前に中止する必要があります．

　実際にトルバプタンの服用を中断して出産した症例の経過を図3に示します．

　トルバプタン投与開始年齢が32歳の女性です．投与後2年経過したところで挙児希望のため，トルバプタンを中止しました．出産後の腎容積はそれほど増大していませんでしたが，その1年後には増大率13％，eGFRも妊娠前より低下していました．この時点でトルバプタンを再開しました．出産後に早期再開をしたほうがよいかもしれませんが，授乳や子育てでなかなか難しいのが現状です．しかし，妊娠・出産前後に適切にフォローできれば，このようにトルバプタン内服を中断し，妊娠・出産することも可能です．

● 文　献 ●

1)　Chebib FT, et al：Kidney Med 2023；5：100639

POINT 32 治療適応になった患者さんにどう伝える？

治療費，難病医療費助成申請，入院，月1回の通院，副作用（多尿，肝障害）について事前に説明します．

治療費

トルバプタンは新しく開発された薬であり，薬価が非常に高いことを話します．

具体的には，30 mg 錠で 2,355.7 円であり（2024 年 4 月現在），通常の開始用量が 1 日 2 錠なので，1 日 4,711.4 円かかります．それを 30 日服用すると，1 か月で約 14 万円，3 割負担だと約 4.2 万円となります．さらに受診料，検査費用を加えると 4.5 万円程度と，かなりの負担になります．今後，後発品が発売されますが，それでも薬価は半額程度です．

難病医療費助成申請

2015 年 1 月に難病医療費助成制度が改正されました．

その際に，多発性嚢胞腎は特定疾患として指定され，医療費の助成を受けることができるようになりました．ただし，全額助成されるわけではなく，納税額（市町村民税）によって自己負担額が決められます．最高で月 30,000 円になります（詳しくは POINT34 で説明します）．

入　院

トルバプタンは，服用を開始する際に入院する必要があります．添付文書に「入院して開始すること」と明記されているためです．

入院期間についての記載はありませんが，2 泊 3 日の入院という施設が多いようです．

通　院

高ナトリウム血症や肝障害のチェックのために月 1 回検査することが義務づけられています．就労年齢の患者さんが多く，通院間隔が短くなることで仕事に不都合なことがあるかもしれませんが，それだけリスクのある薬であることを理解してもらう必要があります．

副作用

1. 多尿

　トルバプタンは強力な利尿薬であり，かなりの尿が出ます．入院初日は多くの場合，5 L 以上の尿が出ること，その分の水分摂取が必要であることを話しておきます．のどが渇くので，それなりに水分摂取はできますが，水分摂取の習慣があまりない患者さんは，脱水や高ナトリウム血症になることもあります．

　患者さんには，「この薬は服薬すればよいという薬ではなく，患者さんご自身がしっかりと自己管理をしながら服薬しなければならない薬です」と説明します．

2. 肝障害

　肝障害は，服薬後すぐに出てくるわけではなく，数か月後（多くは 3 ～ 18 か月後）に出てきます．AST，ALT の上昇で判断します．トルバプタン服用中の場合は，それによる肝障害の可能性があるので，中止します．その後の経過ならびにトルバプタンによるものかどうかの判断にもよりますが，服用が継続できなくなる場合があることも話しておくべきです（POINT㊺，㊻，㊼参照）．

COLUMN

トルバプタンを処方するために

　患者さんへの説明とは別に，医師が事前にするべきことがあります．

　トルバプタン（サムスカ®ならびに後発品）を処方する場合，処方医は大塚製薬の研修プログラム（e-Learning）を受講し，受講修了医師として登録する必要があります．大塚製薬が発行する「サムスカカード」を患者さんが院外薬局で呈示して薬を受け取ります．

治療を躊躇する患者さんにどう向きあう？

POINT 33
トルバプタンの適応になるのは，進行が速いことが予測された患者さんです．現時点で，進行を抑制する唯一の治療法であることから，患者さんの将来を考えると，何とか治療を受けてもらいたいところです．ADPKDでは，最初のうちは自覚症状はほとんどありません．症状もないのに，大変な薬を飲む必要があるのか，疑問に感じている方も少なくないと思います．その疑問に対して，治療の必要性を伝えること，また患者さんの不安がなるべく小さくなるように話すことが重要です．

 トルバプタン治療開始前

1. 治療の必要性についての疑問

両親のどちらかがADPKDで透析治療を受けており，その状況を知っている場合は，治療の必要性について理解してもらうのは難しくないと思います．そうでない場合は，自分の将来がどのようになるのか，想像もつかないでしょう．

しかし，透析治療を受けることが大変であることは，多くの方が理解していると思います．「自分がそのようになる可能性があるのか」「あるとしたら何歳くらいでなってしまうのか」を具体的に示して理解を促します．

それには，ADPKD class（Mayo）類を用いた予後予測をみてもらいます（**POINT⑩**参照）．あくまでもシミュレーションですが，自分の将来について想像してもらえると思います．

2. 長期服用への不安

一生，この薬を飲むことに不安を覚える方もいるでしょう．

現在の医学の進歩を考えると，10年後，20年後には新しい治療薬が開発される可能性があることを伝えます．確証はありませんが，基礎研究，臨床研究が盛んに行われ，治験も少なからず実施されていることからも期待されます．その時に，すでに腎機能が低下してしまっていては，その恩恵を受けられません．

トルバプタンは，腎機能低下を抑制するために，現時点で行える唯一の治療法であり，将来の治療への"架け橋"としてとらえることもできます．

3. 尿量への不安

尿が1日に5L以上も出るなど，誰も経験したことのないことです．そのため不安になり，薬を飲むのを躊躇する患者さんも少なくないと思います．

今すぐにトルバプタンを始めるということはありません．いくつかの検査を受け，適応と判断されるまでに，少なくとも半年くらいはあります．さらに，トルバプタンを実際に開始するまでに，これまでに解説したような手続きも必要です．

表　水分摂取の習慣づけのための指導

① のどの渇きがある場合には，水分を多めに摂る
② 食事の際の水分は倍以上に増やす
③ 仕事中に水分を摂れるようであれば，1時間に200〜300 mLの水分を摂れるように，デスクなどに置く
④ 排尿後に水分を摂る習慣をつける（特に尿が濃い場合には多めに摂る）

　その間に患者さんにご自身の水分摂取ならびに排尿の状況を振り返ってもらいます．水分摂取習慣があまりない場合には，表のような指導をしています．ただし，自分のペースで無理のない程度に少しずつ習慣づけをしてもらいます．1日2〜3Lの水分を摂れるような習慣がついていれば大丈夫です．

　トルバプタンを服用すると，どのくらいで尿量が増えてくるかは人それぞれですが，服用1時間後くらいから尿回数ならびに尿量が増えるようです．尿量が増えるというと，患者さんは10〜15分に1回トイレに通うようなイメージをもってしまうようですが，落ち着くと，1回の尿量は多くなりますが，ピーク時でも1時間に1回程度の頻度です．

　しかし，長時間の会議や車での移動，飛行機に乗るなど，トイレに行けないこともあります．その時には，服薬時間をずらしたり，減量したり，その時だけ休むなど，臨機応変に対応できることも話します．

 トルバプタン治療開始時

　開始時に尿回数，尿量が多く，もう薬を飲めないと訴える患者さんもいます．そういった場合には，薬の用量を調節することもできることを話します．

　例えば，そのような患者さんに対しては，少量投与（15 mg 朝1回）にして，水分摂取量も頑張りすぎず，のどの渇きにあわせて摂るだけにしてもらいます．継続することができれば，忍容性を確認しながら，少しずつ増量していきます．

　これ以外にも，それぞれの患者さんで躊躇してしまう理由があると思います．それらに対して，事情を聞き，対応を一緒に考えていく姿勢が大事です．

　私のほうが「水分が摂れるかどうか」と心配した患者さんが，飲み始めてしまえば問題なかったことも少なくありません．「案ずるより産むが易し」です．「食わず嫌い」にならないように，十分に説明することが大事だと思います．

POINT 34 難病医療費助成はどんな手続きが必要なの？

ADPKD は基準を満たせば指定難病の医療費助成が受けられます．患者さんの負担を軽減するために必要な手続きについて紹介します．

ADPKD における難病医療費助成の対象基準

① TKV が 750 mL 以上かつ年間増大率が 5％以上（トルバプタンの適応基準）
② CKD ステージ分類で「赤」に相当する場合

申請手続きのために医療機関，医師が行うべきこと

まず，難病指定医療機関として都道府県に登録します．

次に，医師は難病指定医という「診断書（臨床個人調査票）を作成する」資格が必要です．①指定学会で認定された専門医であること，あるいは，②専門医でなくても，決められた講習を受講すること，が資格取得の条件になります．

患者さんが負担する費用

難病認定が受けられれば，医療費が 3 割負担から 2 割負担になります．さらに患者さんの納税額（市町村民税）に応じて自己負担限度額が決められます（表)[1]．

認定された直後は表[1]の左側の「一般」の限度額になります．その後，5 万円以上の医療費がかかった月が年に 6 回以上あった場合には，表[1]の右側の「高額かつ長期」になります．更新申請書の「高額かつ長期」の適応にチェックを入れてもらいます．

申請方法

難病指定医の作成する診断書「臨床個人調査票」とともに，①申請書，②住民票，③課税証明書，④保険証を患者さんに用意してもらいます．

ただし，マイナンバーカードを利用する場合は，上記の②〜④を用意する必要はありません．提出先は，各自治体の担当機関（おもに保健所）です．

書類を提出してから受給者証が届くまで，3〜4 か月くらいかかります．治療を急ぐ場合には，受給者証が届くまで，それまでの負担額で支払いをして，のちに還付してもらうこともできます．

「臨床個人調査票」3 ページ目の「診断日」には ADPKD と診断された年月日を，8 ページ目の「診断年月日」には「重症度分類を満たしていることを診断した日」を記入します．医療費助成はその診断日に遡って開始されますが，遡ることができる期間は原

表　自己負担限度額（月額）

区分	区分の基準			一般	高額かつ長期
生活保護	—			0	0
低所得Ⅰ	市町村民税非課税		年収　～80万円	2,500	2,500
低所得Ⅱ			年収　80万円超	5,000	5,000
一般所得Ⅰ	市町村民税課税	7.1万円未満	（年収　約160～370万円）	10,000	5,000
一般所得Ⅱ		7.1万円以上 25.1万円未満	（年収　約370～810万円）	20,000	10,000
上位所得		25.1万円以上	（年収　約810万円～）	30,000	20,000

（　）内は夫婦2人世帯での目安　　　　　　　　　　　　　　　　　　　　　　　　　（単位：円）
（文献1）より改変）

則として申請日から1か月以内です．

難病医療費助成制度の注意点

1. 難病医療費助成の対象

　この助成は，多発性囊胞腎に関連する診療と医師が判断した場合に適用されますが，他疾患で医療機関にかかった場合には適用されません．例えば，かぜやコロナ，怪我の治療費などは対象外です．

　腎臓病にかかわる診療費として高血圧，高尿酸血症，高コレステロール血症などの治療費は含めても問題ありません．また，合併症精査として行う頭部MRA検査や心臓超音波検査なども助成の対象になります．他の医療機関（画像診断クリニックなど）に依頼する場合は，その診療費が「難病医療費助成」の対象であることを依頼状などで伝えるとともに，患者さんにも「難病受給者証」を提示するよう伝えます．

2. 更新の際の注意点

　更新手続きの際に，難病の対象基準を満たさない場合があります（おもにトルバプタン治療により，TKVあるいは腎容積増大速度が基準を下回っている場合）．33,000円以上の医療費がかかった月が3回以上あった場合には「軽症者特例」として認められます．念のために「臨床個人調査票」4ページ目「症状の概要」欄に，「2024年6月1日よりトルバプタン治療開始．現在も継続中」などと記載しておきます．

　なお，腎臓移植後は，多くの場合，腎機能が改善するため，腎容積の基準を満たさない限り，更新はできません．

● 文　献 ●

1) 難病情報センター：指定難病患者への医療費助成制度のご案内　https://www.nanbyou.or.jp/entry/5460（2024年3月29日閲覧）

POINT 35 入院前の患者さんに何を心掛けてもらう？

トルバプタンは入院して投薬を開始することになりますが、難病申請などの手続きもあり、入院前には少し準備期間があります．その間に，患者さんに心掛けてもらいたいことがあります．

 水分摂取を習慣づける

ADPKDでは，髄質の構造異常から浸透圧勾配の破綻が生じ，尿の濃縮力が低下することが知られています．そのため，やや脱水傾向になることが多いと考えられますが，腎機能がある程度保たれているうちは，少々の脱水傾向になっても生活に困ることはありません．

しかし，トルバプタンを服用すると5L程度の尿が出ていくので，水分摂取が十分にできていなければ，容易に脱水に陥ります．

そこで，患者さんには，水分を摂る習慣をつけてもらうように指導します．

水分摂取の習慣がない人は，少々のどが渇いても，無意識に我慢してしまいます．その間に腎臓が尿を濃縮しています．実は「口渇感」よりも先に「尿の濃縮」が起こるからです．そのため，口渇感を感じた時には，すでに尿の濃縮が起こっているので，そうならないようにすることが大切です．

① いつも身近に水分を用意しておき，のどの渇きを少しでも感じたら飲むようにしましょう．
② デスクワークの場合は，机の上に飲み物を置いておくようにするとよいでしょう．
③ 最初は，午前と午後に500 mLのペットボトルを1本ずつ飲み干す程度でもかまいません．
④ 外で仕事をされる方は，1日で2～3本飲めればよいでしょう．
⑤ トイレに行った後に水分を摂るように心掛けます．尿として出た水分を補給する感覚です．
⑥ 食事の時の水分を，今までの倍にするのもよいでしょう．
⑦ コーヒーやお酒には利尿作用があるので，水分としてカウントできません．より水分が必要になるので注意しましょう．
⑧ 最初は1Lであっても，徐々に増やして2Lまでくれば，それが新しい習慣になります．だんだんと尿の色が薄くなっていくことに気づくはずです．
⑨ 3L飲めるようになっていれば，「水分を摂る」習慣は十分に身についています．
⑩ ただし，飲みすぎもよくない場合がありますので，決して無理をせず，「のどの渇き」という感覚を頼りに水分摂取を心掛けましょう．

図1 塩分摂取が増えると水分摂取も増える

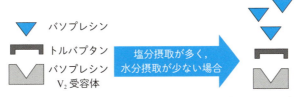

図2 塩分摂取が増えて水分摂取が足りないと，バソプレシン分泌が増える

塩分摂取を控えめにする

POINT⓱において，塩分制限が必要な理由について述べました．それと同様ですが，トルバプタンを服用した場合には，より大きな意味があります．

トルバプタンを服用すると，塩分摂取量にかかわらず尿量が増えるので，体液量が減少しないように，尿量を補うだけの水分を摂取する必要があります．

それに加えて塩分摂取量が多くなると，血液浸透圧が上昇し，口渇は高度になり，余計に水分摂取が促されることになります．図1のように，梅干し1個より2個のほうが，水分摂取量が増えることを例としてあげると，理解してもらえると思います．

そこで水分摂取が十分でないと，循環血漿量の減少，血液浸透圧の上昇を招き，バソプレシンの分泌が促進され，トルバプタンの効果を減弱することになります（図2）．

水分摂取も塩分制限も，すぐにできるものではありません．入院するまでにこれらの習慣づけができると，よりスムーズな導入ができます．

POINT 36 入院中にどんな助言（指導）をする？

患者さんは，不安を感じながらトルバプタンを飲み始めます．すぐに利尿がつき，強い口渇を感じるため，自然に水分を摂取します．それに対して，適正な水分摂取ができているかを判断し，入院中ならびに退院後の指導につなげることが大事になります．

それぞれの施設で，入院パスを作成していると思います．
例として，2 泊 3 日の入院パスの抜粋を表に示します．

 入院日

尿量と飲水量を記載するシートを渡し，時間とその量を記載してもらいます．

1. トルバプタン内服開始

検査や体重測定などができたら，朝の分として，トルバプタン 45 mg を服用してもらいます．個人差はありますが，だいたい 30 分～1 時間くらいで利尿がつき始めます．

2. 初日の水分摂取指導

尿量に見合う量を目安に，飲水してもらいます．

しかし，内服開始当初はのどの渇きを強く感じることが多いので，余計に飲んでしまう傾向があります．また，医師，看護師も「脱水にならないように水分をしっかり摂ってください」と伝えるので，患者さんも予防的に必要以上の水分を摂取し，尿量が増えてしまいます．

患者さんには，のどの渇きにあわせて水分摂取すればよいことを伝え，「体重」「尿量／飲水量シート」から適切な水分摂取ができているかを評価します．

3. 夜間尿への対策

夕の分は 15 mg を早めの時間に服用することが多いので，水分摂取は起きている間に，のどの渇きをいやす程度にとどめておいたほうが，夜間尿は少なくなります．のどの渇きがなければ，寝る直前に水分を摂っておく必要はないことも伝えます．

表 ADPKD 患者へのトルバプタン導入のクリニカルパス（2 泊 3 日入院）（例）の抜粋

	入院日	2 日目	3 日目
午前	10 時までに入院 検査，体重・血圧などの測定 11 時に内服開始	朝の内服前 検査，体重・血圧などの測定 自分で決めた時間に内服	朝の内服前 検査，体重・血圧などの測定 自分で決めた時間に内服
午後	夕の内服前 検査，体重・血圧などの測定 18 時すぎに内服	夕の内服前 検査，体重・血圧などの測定 自分で決めた時間に内服	（午前中に退院）

初日は，夜間に起きてトイレに行くことが多いと思いますが，その際は口渇にあわせて，適宜水分補給してもらいます．

 ## 2日目以降

1. 服用時間
2日目の朝の服用時間は，患者さんの生活スタイルにあわせて決めてもらいます．朝6時に服用する方もいれば，出勤後などの朝9時に服用する方もいるでしょう．

夕の分は，朝の服用からおよそ8時間以上間隔を空ければよく，これも患者さんの生活スタイルにあわせてもらいます．初日に夜間尿が多かった方は，朝6時に服用したら，夕の分を14時に服用することがすすめられます．

2. 2日目の水分摂取指導
2日目の朝に，体重減少が著明（入院時より2 kg以上の減少）または高ナトリウム血症（Na 145 mEq/L 以上）を認めた場合は，水分摂取量が足りていない可能性があります．

逆に，水分を摂りすぎて夜間尿が多く，寝不足になっている場合もあります．朝の尿浸透圧が 200 mOsm/kg H_2O 未満になっている場合や，明らかな低ナトリウム血症（Na 135 mEq/L 未満）になっている場合は，水分の摂りすぎです．そこまで摂る必要はなく，無理はしなくてよいことを伝えます．

尿中Na排泄率（FENa）の変化も水分摂取量の指標になります（**POINT㊵参照**）．FENaが低下している場合は，「体液量減少のために腎臓でのNa再吸収が増えている」ことを意味するので，水分摂取を促します．逆に，FENaに入院時から変化がないか上昇している場合は，体液量の変化は大きくなく，水分摂取は十分であり，それ以上過剰に摂取する必要がないことがわかります．

3. 退院後の指導
初日に比べると，2日目以降の尿量は少し減りますが，それでも十分な水分摂取ができなかった場合には，退院後のトルバプタンの減量を考えます．

> 例1) 夜間尿がつらく，生活に支障が出そうな場合は，夕のトルバプタンの内服をやめて，朝15～45 mgで調整します．
> 例2) 昼間の水分が摂れそうにない場合は，朝の量を15 mgあるいは30 mgに減量します．

多尿に対して，十分な水分摂取ができるかどうかは人それぞれであり，水分摂取を指導するだけではなく，その方法や薬の用量の調整も考える必要があります．

尿細管を旅する "尿素くん" のつぶやき
3 Na くんたちとの別れ—ヘンレ上行脚

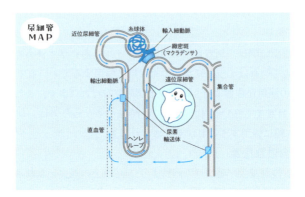

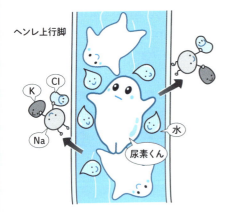

ヘンレ上行脚に到達すると，
「今度は，Na くんが K くんと Cl くんと
一緒にどんどん壁に吸い込まれていく」

「Na くんたちが少なくなったし，
ここでは水は出ていかないので，
広々としてきた」

「でも，僕たち尿素がたくさんいるので，
心なしか，Na くんや Cl くんたちが
少なくなっているな」

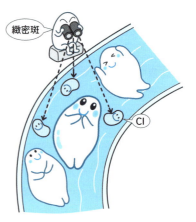

緻密斑のところに到達すると，
「監視台みたいなところから，僕を見ている？
照れるな〜‼」

「いや，違った．Cl くんを探しているんだ．
なぜだろう？」

→ 116 ページにつづく

Part 7

トルバプタン治療中の経過のみかた
―治療開始後の管理

POINT 37 クレアチニンが上がった！ 大丈夫なの？

トルバプタンを飲み始めて，約1か月後に外来受診されると思います．その時，Crが上がって，eGFR が下がっていることがあります．患者さんは心配されると思いますが，トルバプタンの作用により，見かけ上 Cr が高くなったことを説明します．

トルバプタン服用開始後に eGFR は低下する

POINT⑮で解説したように，バソプレシンには，もともと尿素リサイクリングにより GFR を増やす作用があります（図1-a）．そのため，トルバプタンを服用するとその作用が抑えられ，GFR はいったん下がります（図1-b）．

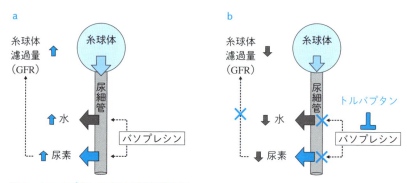

図1 トルバプタンにおける腎保護作用

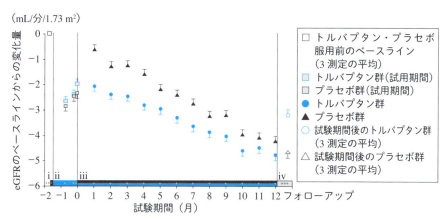

図2 REPRISE 試験における試験期間中の eGFR の変化
（文献1）より改変）

実際に，トルバプタンの臨床試験（REPRISE 試験）でも同様の eGFR の初期低下が起こることが報告されています（図2）[1]．この試験では，プラセボ群，トルバプタン群ともに，最初の 2 週間は薬を継続して飲めるかどうか，忍容性を確認するためにトルバプタンを服用させています．図2[1] の左側に示すように，両群ともに eGFR の低下が起こります．その後，プラセボ群は偽薬に切り替わるため，トルバプタンの初期低下作用がなくなり，eGFR は上昇します．その後 1 年間，試験が継続されますが，試験終了時に投薬は中止されます．すると，今度はトルバプタン群で初期低下の影響がなくなり，eGFR は上昇します．このように，トルバプタンによる eGFR の初期低下作用は可逆的です．

eGFR の初期低下が大きいほど腎機能保護効果が期待される

この eGFR の初期低下の程度は様々であり，バソプレシン抑制の程度を反映するものと考えられます．そこで，私たちは，この初期低下の程度がトルバプタンの効果の指標になるかどうかを検討しました[2]．

ADPKD 患者 83 人におけるトルバプタン投与前と 1 か月後の eGFR 変化を比較したところ，上記の臨床試験と同様に，1 か月後の eGFR は投与前に比べて低下しました（図3-a）．さらに，eGFR の変化とその後の eGFR 年間変化率の関係をみると，eGFR の初期低下が大きいほど，eGFR の年間低下率が小さいことがわかりました（図3-b）[2]．

本報告は少数例での検討だったため，TEMPO 3：4 試験におけるトルバプタン服用患者 961 人についても検証しました[3]．平均 eGFR は，投与前 81.35 mL/分/1.73 m^2 から服用開始 3 週後には 76.58 mL/分/1.73 m^2 に低下していました（図4-a）[3]．この初期低下

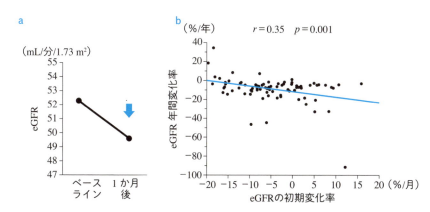

図3 ADPKD 患者におけるトルバプタン投与後の eGFR 初期低下とその後の eGFR 変化率
a：トルバプタン投与前と服用開始 1 か月後の変化
b：トルバプタン服用開始 1 か月の eGFR 変化率と eGFR 年間変化率
（文献 2）より改変）

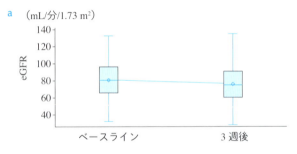

eGFR(mL/分/1.73 m²)	n	平均±標準偏差	中央値（Q1, Q3）
ベースライン	958	81.35±21.02	80.76（65.73, 96.21）
3週後	907	76.58±21.13	75.05（60.32, 90.96）
ベースラインから3週後の変化	904	−4.42±8.81	−3.93（−8.90, 0.42）

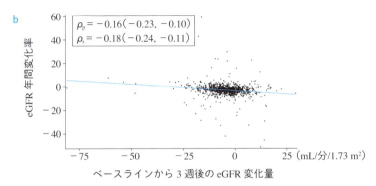

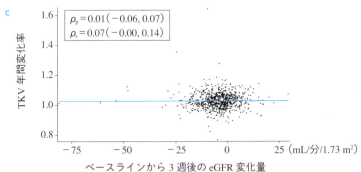

図4 TEMPO 3：4試験のトルバプタン服用患者におけるトルバプタン服用後のeGFR初期低下とその後のeGFR・TKV変化率
a：トルバプタン服用前と服用開始3週後のeGFRの変化
b：トルバプタン服用開始3週後のeGFR変化量とeGFR年間変化率
c：トルバプタン服用開始3週後のeGFR変化量とTKV年間変化率
（文献3）より改変）

と3年間のeGFR年間変化率の関係をみると，上記と同様に，eGFRの初期低下が大きいほど，eGFRの年間低下率が小さい（多変量解析において$p = 0.0002$）ことが示されました（図 4-b）．しかし，この初期低下と3年間のTKV年間変化率には関連は認められませんでした（図 4-c）[3]．このことは，トルバプタンによるeGFRの初期低下作用は，囊胞増大抑制効果を予測するものではなく，バソプレシンによる糸球体過剰濾過の抑制作用を予測するものと考えられます．

　同様のeGFRの初期低下作用を示す薬剤に，アンジオテンシンⅡ受容体拮抗薬（ARB）があります．ARBは輸出細動脈の拡張により，GFRを低下させますが，長期的には蛋白尿減少効果ならびに腎機能保護効果をもたらします．上記の結果からは，トルバプタンは，囊胞増大抑制効果だけでなく，ARBと同様に腎保護効果が期待されます．

　このように，eGFRの初期低下は可逆性であり，むしろ大きく低下したほうがトルバプタンの効果が大きくなる可能性があります．

● 文　献 ●

1）　Torres VE, et al：N Engl J Med 2017；377：1930-1942
2）　Akihisa T, et al：Clin Exp Nephrol 2022；26：540-551
3）　Mochizuki T, et al：Kidney 360 2024；5：522-528

POINT 38 腎臓が大きくなった！ 薬は効いている？

トルバプタンを服用し始めて，約1年後に腎容積の測定を行うことが多いと思います．その増大率が小さくならないこともありますが，それでも腎機能の低下が抑制されることを説明します．

腎容積の増大率だけでトルバプタンの効果判定はできない

トルバプタンは，腎容積の年間増大率が5％以上で適応となり，腎容積増大率がその効果を判定する1つの指標として用いられます．増大率が期待したほど低下しないと，薬が本当に効いているのか不安に思う患者さんも少なくありません．しかし，増大率が小さくならなくても，トルバプタンが腎機能の低下を抑制することが報告されています．臨床試験（TEMPO 3：4試験）の日本人サブグループ解析です[1]．

トルバプタンを服用して腎容積が減少した患者群（レスポンダー群），腎容積が増大した患者群（非レスポンダー群），プラセボ群で腎容積変化率を比較したところ，非レスポンダー群はプラセボ群とほとんど変わりがありませんでした（図1）[1]．

しかし，レスポンダー群，非レスポンダー群ともに，プラセボ群と比較して，腎機能低下が抑制されました（図2）[1]．

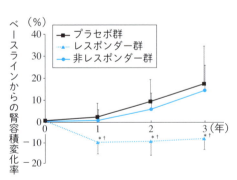

図1 TEMPO 3：4試験 日本人サブグループ解析における腎容積の変化

$*p<0.0001$ vs. プラセボ群，$†p<0.0001$ vs. 非レスポンダー群（Tukey–Kramer検定）
（文献1）より改変）

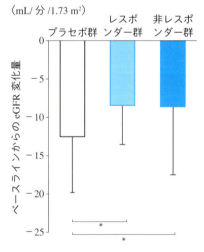

図2 TEMPO 3：4試験 日本人サブグループ解析における腎機能の変化

$*p<0.05$（Tukey–Kramer検定）
（文献1）より改変）

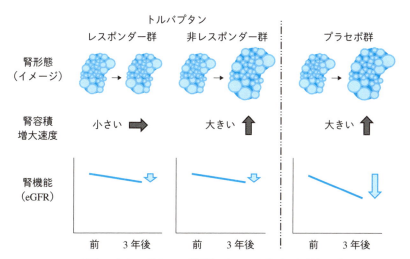

図3 TEMPO 3：4試験 日本人サブグループ解析における腎容積・腎機能の変化のまとめ
（文献1）をもとに作成）

まとめてみると図3のようになります[1]．

 トルバプタンは腎容積の変化にかかわらず腎機能低下を抑制する

　トルバプタンは，囊胞増大を抑制することによって，腎機能低下を抑制するものと考えられています．

　しかし，前述の研究結果は，トルバプタンは囊胞増大を抑制するだけでなく，直接的に腎機能低下を抑制する効果があることを示しています．

　その要因について，論文では明らかにされていませんが，POINT⑮で解説したバソプレシンによる「糸球体過剰濾過」ならびに「腎間質の線維化促進」の作用を，トルバプタンが抑制したことがその要因と推察されます．

　以上から，腎容積の増大が期待どおり抑制されなかったとしても，トルバプタンの効果を否定するものではありません．

　しかし，長期的な観点からは，腎囊胞の増大は腎機能低下を進行させるため，腎容積増大を抑制できていない場合は，トルバプタンの用量や水分摂取状況などを見直すことがすすめられます．

● 文　献 ●

1) Horie S, et al：Clin Exp Nephrol 2021；25：467-478

POINT 39 水分は足りている？①
—浸透圧をみる

トルバプタンを服用すると，のどが渇いて水分をたくさん摂るようになります．どのくらい摂ればよいのか，水分が足りているのか，摂りすぎているのではないか，不安になっている患者さんもいます．患者さんには尿の濃さを見るよう促しますが，それを裏づけるために，水分摂取の指標の1つとして血液ならびに尿の浸透圧を測定し，評価します．

トルバプタン服用中の患者さんに「尿量と同じくらい水分を摂ってください」「のどの渇きにあわせて水分を摂ってください」などと話すことが多いと思います．しかし，入院中と違って「尿量」を計測できるわけではなく，トルバプタンを服用すると「のどの渇き」は強く感じるので，患者さんにはどのくらいの量が適切かわかりづらいと思います．

そこで「水分が足りているかどうか」の指標を考えてみました．

尿の色と血液・尿浸透圧

トルバプタンを服用し，病院で検査すると図1の左端か，あるいはそれ以上に薄い色の尿になります．この時の尿浸透圧は血液浸透圧（280〜290 mOsm/kg H_2O）よりも低くなっており，トルバプタンが作用してバソプレシンの働きを抑えていることがわかります．

多くの患者が，トルバプタン30 mg錠を朝1.5〜3錠，夕0.5〜1錠服用しています．したがって，朝の内服前にトルバプタンの効果は最も低くなります．その時に，バソプレシンが働いていないことが理想です．

それを確認するためには，早朝尿（トルバプタン内服前の尿）で検査する必要があります．

その早朝尿が図1の右側のような濃い色であれば，尿浸透圧は血液浸透圧より高いと考えられます．バソプレシンが集合管に作用して尿が濃縮された結果であり，囊胞にもバソプレシンが作用していることが推察されます．

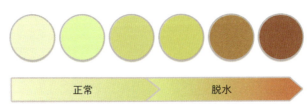

図1 尿の色による脱水の評価

血液・尿浸透圧の評価方法

血液・尿浸透圧の具体的な評価方法を示します（POINT⓰参照）．

① 血液浸透圧 > 290 mOsm/kg H_2O
② バソプレシン（理論値）[= 0.38 ×（血液浸透圧 − 280）] > 2.8（pg/mL）

いずれも採血時に脱水状態であること，口渇感があることが推察されます．②は経時的な定量評価として活用できます．

COLUMN 1 尿浸透圧はトルバプタンの効果を予測する指標にもなる①

TEMPO 3：4 試験を解析した結果，尿浸透圧の低下が大きいほど，トルバプタンの効果が認められたことが報告されています．

eGFR の年間低下率を四分位で 4 群に分けて，投与開始前から開始 3 週後でどのくらい尿浸透圧が低下したかを比較したところ，eGFR の年間低下率が小さい群で，尿浸透圧の低下が大きかったという結果が示されました（図 2）[1]．

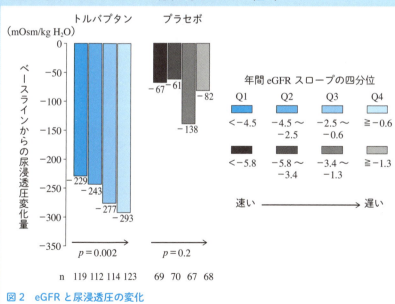

図 2　eGFR と尿浸透圧の変化
（文献 1）より改変）

③ 尿浸透圧＞血液浸透圧
④ バソプレシン（予測値）[＝ 1.7 ×（尿浸透圧 / 血液浸透圧）]＞2.8（pg/mL）

尿浸透圧が血液浸透圧より高ければ，尿濃縮が起きており，バソプレシンが分泌されていることが示唆されます．④は②と同様に，経時的な定量評価として活用できます．

COLUMN 2　尿浸透圧はトルバプタンの効果を予測する指標にもなる②

私たちは，トルバプタン内服直後に，どのくらい尿浸透圧が低下するのかを調べてみました．その結果，1日目の夕の分の内服前に尿浸透圧が最も低下しており，すべての患者で尿浸透圧が 200 mOsm/kg H₂O 未満になっていました．ただし，2日目以降は尿浸透圧が 280 mOsm/kg H₂O を超えている患者が散見されます（図3）[2]．このような場合はバソプレシンが作用しており，トルバプタンの作用が朝まで持続していない，あるいは水分摂取が不足しているということが考えられます．

次に，この尿浸透圧の低下の程度が年間 eGFR 低下率と関連するかどうかをみたところ，投与前から1日目夕の浸透圧の低下と年間 eGFR 低下率の間に有意な相関を認めました（図4）[2]．

TEMPO 3：4試験の結果と同様に，最初の尿浸透圧の低下が，トルバプタンの反応性を予測する1つの指標になりうることを示しています．その後の経過にもよりますが，尿浸透圧の低下が少ない場合には，用量を増やすことも1つの選択肢になります．

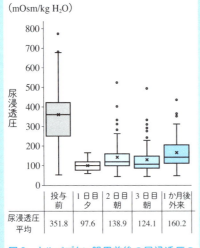

図3　トルバプタン服用前後の尿浸透圧の変化
（文献2）より改変）

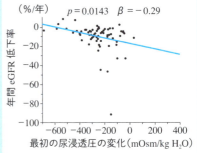

図4　トルバプタン服用後の尿浸透圧の変化と年間 eGFR 低下率の関係
（文献2）より改変）

実際には，トルバプタンを服用しているとバソプレシンは上昇していますが，理論値や予測値は脱水かどうかの判断の参考になると考えられます．

適切な水分補給を行うために

前述のように朝の内服時が，トルバプタンの効果が最も低くなる時間帯です．その時に脱水状態になっていると，バソプレシンが働いてしまいます．

朝，脱水状態にならないためには，夜寝る前というよりも，夕食後くらいまでに，十分に水分補給をしておく（身体に水分をストックする）ことが大事になります．

それでも，トイレに起きることもあると思いますが，その時はのどの渇きにあわせて水分補給をしてもらいます．

夜起きることがつらい場合は，前述の指標をみながら，夕の分の薬を減らしたり，服用時間を早めたりしてもよいと思います．

トルバプタンの効果を最大限に引き出すためには，1日中，翌朝の内服まで，バソプレシンの働きを抑えることが重要です．検査は来院日しかできませんが，患者さんには朝の尿の色を見てもらい，希釈尿になっていれば水分摂取が足りていること，濃縮尿になっていれば水分摂取が足りないことを理解してもらいます．

● 文　献 ●

1) Devuyst O, et al：J Am Soc Nephrol 2017；28：1592-1602
2) Akihisa T, et al：Nephrol Dial Transplant 2024；39：1008-1015

POINT 40 水分は足りている？② —ナトリウムをみる

トルバプタンは水だけを排出させる水利尿薬であるため，血中 Na 濃度や尿中 Na 排泄率（FENa）が水分摂取の指標の 1 つになります．

血中 Na 濃度が上昇してくると，血液浸透圧が上昇し，口渇刺激により飲水するため，通常では高ナトリウム血症は起こりません．しかし，トルバプタンには強力な水利尿作用があり，水分摂取が十分でないと容易に高ナトリウム血症を引き起こします．

血中 Na 濃度

血中 Na 濃度の正常範囲は 135 〜 145 mEq/L で，これより高ければ水分摂取不足，これより低ければ水分摂取過剰と大まかに判断できます．

血液浸透圧と同様に，血中 Na 濃度は採血時の状態を反映します．血中 Na 濃度が高めの患者さんは，少なからず口渇を感じていると思います．だからといって無理に水分を摂って来院するように指導するのではなく，普段の生活のなかで同じような時がないか振り返って，水分摂取の目安にしてもらいます．

尿中 Na 排泄率（FENa）

> FENa（％）=（尿中 Na 濃度 / 血中 Na 濃度）÷（尿中 Cr 濃度 / 血中 Cr 濃度）× 100

FENa は，急性腎障害の鑑別の指標として，「腎前性であれば 1％未満，腎性であれば 1％以上」のように使われます．

これを水分摂取の指標の 1 つとしてとらえます．具体的には，FENa 1％未満だと脱水傾向，1％以上であれば，それなりに水分摂取ができていると判断します．ただし，腎機能や塩分摂取量（POINT⓱参照）によって，FENa の値は変動します．塩分摂取量が少なければ，それだけで尿中 Na 排泄が少なくなり，FENa も低下します．腎機能が低下すれば，Cr 排泄に比べて Na 排泄は増えるので，FENa は上昇します．したがって，絶対的な数値よりも，経時的

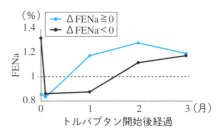

図1 トルバプタン服用後の FENa の変化の 2 つのパターン
FENa：尿中 Na 排泄率
（文献 1）より改変）

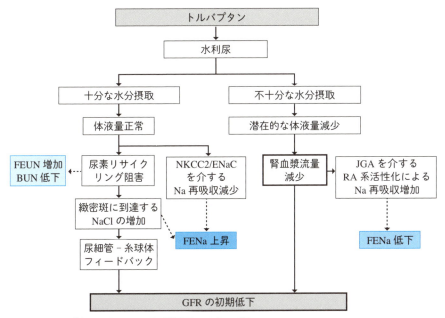

図2 トルバプタンによるGFR初期低下のメカニズム
FENa：尿中Na排泄率，FEUN：尿中尿素窒素排泄率，NKCC：Na-K-2Cl共輸送体，ENaC：上皮型Naチャネル，JGA：傍糸球体装置，RA：レニン・アンジオテンシン
（文献1）より改変）

な変化をみることによって，水分が摂れているかどうかを見極めていきます．

　トルバプタン服用後のFENaの変化をみると，2つのパターンに分かれます（図1）[1]．トルバプタンを服用し始めて，十分に水分摂取ができている患者では，1か月後にはFENaが上がり，逆に水分が摂れていない患者ではなかなか上がりません．しかし，徐々にトルバプタンに対する集合管の反応が弱まって尿量が少なくなり，水分摂取もできるようになるので，2か月目以降は両者ともにFENaが上がってきます．

　どちらの場合もGFRの初期低下を起こしますが，そのメカニズムは異なります（図2）[1]．きれいに分けられるわけではありませんが，FENaが低く「潜在的な体液量減少」が疑われる場合には，水分摂取を促す，難しければ薬の減量を考えてもよいと思います．

● 文　献 ●
1) Akihisa T, et al：Clin Exp Nephrol 2022；26：540-551

POINT 41 水分は足りている？③ —尿素窒素をみる

トルバプタンは尿素リサイクリングを抑制し，尿素排泄を増加させるため，BUN や尿中尿素窒素排泄率（FEUN）が水分摂取の指標の1つになります．

BUN

POINT㊲で解説したように，トルバプタンを服用するとGFRは低下し，Crは上昇します．尿素窒素も糸球体から濾過されるので，BUNは上昇すると思われがちですが，実際は低下します．

POINT⑮で説明したように，バソプレシンの作用により，尿素は集合管で再吸収（尿素リサイクリング）されますが，トルバプタンを服用すると，この尿素の再吸収が抑制されるからです．

ただし，この時に水分が十分に摂れていないと，トルバプタンの効果よりバソプレシンの作用が上回り，BUNは低下しません．トルバプタン服用前と比べて，BUNが低下しているようであれば水分は足りている，逆に上昇しているようであれば脱水傾向にあり，水分不足と考えられます．

このようにBUNの変化だけでも，水分摂取が十分であるかどうか，ある程度わかります．実際の1か月のBUNの変化を，以下に述べる尿中尿素窒素排泄率（FEUN）の変化とともに，図[1]に示します．

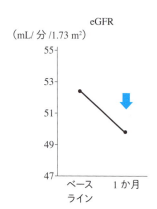
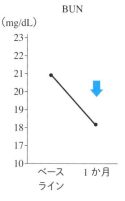
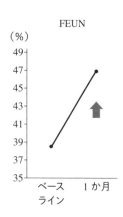

図　トルバプタン服用時のeGFR，BUN，FEUNの推移
FEUN：尿中尿素窒素排泄率
（文献1）より改変）

FEUN

> FEUN（%）=（尿中尿素窒素 / BUN）÷（尿中 Cr / 血中 Cr）× 100

　FEUN は，尿中 Na 排泄率（FENa）とともに急性腎障害の鑑別の指標として「腎前性であれば 35％未満，腎性であれば 35％以上」のように使われます．

　トルバプタンを内服している場合，35％未満だと脱水傾向，35％以上であれば，水分摂取はできていると考えることができます．

　蛋白質摂取量（POINT⑱ COLUMN 参照）によって，FEUN の値は変動します．蛋白質摂取量が多ければ，それだけで尿中への尿素窒素の排泄量が多くなり，FEUN も上昇します．そのため，絶対的な数値よりも経時的な変化をみることが大切です．ただし，FENa と異なり，尿素窒素，Cr ともに糸球体で濾過されるので，腎機能の違いによる影響は少ないと考えられます．また，集合管での尿素リサイクリングの程度が大きく影響することから，FEUN は FENa よりもトルバプタンの直接的な作用を反映するものと考えられます．

　POINT㊴，㊵，㊶では水分摂取の 3 つの指標について解説しました．
　これらの指標をどのように活用していけばよいでしょうか？
① 血液浸透圧，血中 Na 濃度：短時間で変動するため，瞬時の体内水分の指標になります．
② 尿浸透圧：1 回分の尿がつくられている間の，体内水分の指標になります．
③ FENa：Na 排泄は，尿細管での Na 再吸収に依存し，数時間〜数日単位で調整されます．腎機能や塩分摂取量も考慮する必要がありますが，普段の水分摂取量を反映すると考えられます．
④ BUN，FEUN：尿素は全身の細胞内外に分布するため，1 日で大きく変動することはありません．したがって，BUN ならびに FEUN は蛋白質摂取量にも影響されますが，FENa と同様に普段の水分摂取量を反映すると考えられます．

　トルバプタンの効果を最大限に引き出すために，これらの指標の経時的な変化も参考にしながら，体内水分量の適切な評価をしていくことが大切です．

● 文 献 ●

1) Akihisa T, et al：Clin Exp Nephrol 2022；26：540-551

　尿流を川の流れに例えます．川では水かさが多ければ，石ころなどいろいろなものが流れやすくなります．尿素や Na を石ころと同じように考えると，FENa や FEUN が大きければ，尿流が十分であり，すなわち水分摂取ができていると考えられます．

POINT 42 薬は多いほうがよい？

トルバプタンには用量依存性があり，増量したほうがより効果が大きくなるといわれています．しかし，実際に患者さんに処方する際には多ければ多いほどよいというわけではなく，脱水にならないように用量や服用時間を設定することが大切です．

 トルバプタンの効果は用量に依存するのか

以下の研究結果から，トルバプタンには用量依存性があると考えられます．

1. 動物実験

若年性ネフロン癆のモデルである pcy マウスに，トルバプタンの濃度を変えて投与した実験では，体重あたりの腎重量（図1-a）と囊胞容積（図1-b）は用量依存性に減少しており，囊胞容積はトルバプタン 0.10％（ヒトでの 120 mg に相当）以上で有意に減少していました[1]．

2. 臨床研究

私たちの研究でも，体重あたりのトルバプタン服用量が多いほど，服用期間の eGFR の低下が小さいことが示されました（図2）[2]．

 トルバプタンは増量したほうがよいのか

では，単純に増量すればよいのかというと，一概にそうとはいえません．

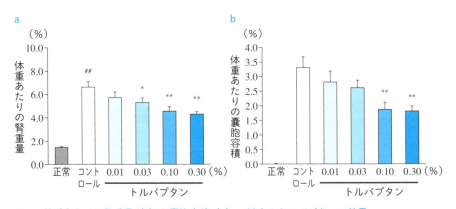

図1 体重あたりの腎重量（a）と囊胞容積（b）に対するトルバプタンの効果
##$p < 0.01$ vs. 正常マウス（t 検定），*$p < 0.05$，**$p < 0.01$ vs. コントロール pcy マウス（Williams 検定）
（文献 1）より改変）

112

1. トルバプタン,バソプレシンと脱水の関係

トルバプタンを服用すると,血中バソプレシン濃度は上昇します(図3)[3]. これは,受容体阻害によるネガティブフィードバックと考えられます.

トルバプタンを増量すると尿量が増えますが,それに見合うだけの十分な水分摂取ができないと,血液浸透圧が上昇し,バソプレシンがさらに増加します(図4).

トルバプタンの血中濃度は変動するので,バソプレシンがV_2受容体に結合するのを常にブロックできるわけではありません. バソプレシンがV_2受容体に働かないように脱水状態を避け,トルバプタンの効果を引き出すことが大切です.

トルバプタンを増量する時も,その点を考慮する必要があります. 十分に水分摂取ができているかどうかは,早朝尿の浸透圧で確認します. 少なくとも血液浸透圧以下であ

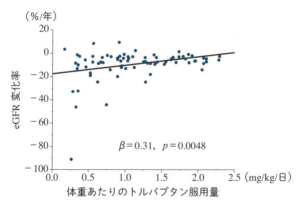

図2 eGFR変化率と体重あたりのトルバプタン服用量の関係
(文献2)より改変)

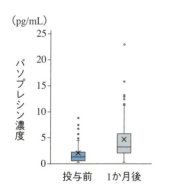

図3 トルバプタン投与前後のバソプレシン濃度
(文献3)より改変)

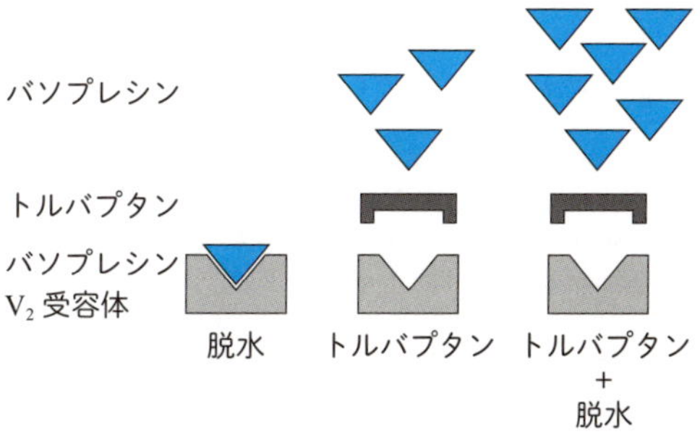

図4 トルバプタン,バソプレシンと脱水の関係

れば，バソプレシンの V_2 受容体への結合をブロックできていると考えられます．

2. 水分摂取ができている場合

　無理せずに水分摂取が十分にできていると判断した場合は，トルバプタンの増量を考えます．ただし，増量を不安に思われる患者さんも少なくありません．不安が強い患者さんには，①休みの日に試してみる，②受診日前の1週間だけ増やしてみる，などを提案します．

　患者さんの話によると，数日間は尿量が増えたと感じるようですが，それほど変わらないと感じる方が多いようです．

3. 水分摂取ができていない場合

　逆に，十分に水分が摂取できていない場合は減量を考えますが，まずは以下のように服用時間を変えてみることを提案します．

① 朝忙しくて，十分に水分が摂れない場合：時間を遅らせる，朝の分を朝・昼に分けて服用する

② 夜起きてしまい，困っている場合：夕の分を早めに服用する（例えば，朝7時に服用したら，夕の分はその8時間後の午後3時に服用する）

③ 薬の効きはじめが遅い，効果の持続時間が長いと考えられる場合：朝1回だけ服用する

　ただし，②，③の場合の注意点として，朝起きた時に脱水になっていないように，尿がたくさん出る昼間に，しっかりと水分補給をしておく必要があります．

　トルバプタンは「服用すればよい薬」ではありません．その効果を最大限に引き出すためには，薬の効きにあわせて，十分な水分摂取をすることが重要なポイントになります．

　長い間継続する薬なので，無理のないように，患者さんと相談しながら適した薬の用量や服用方法を見つけていくことが大切です．

● 文　献 ●

1） Aihara M, et al：J Pharmacol Exp Ther 2014；349：258-267
2） Akihisa T, et al：Kidney360 2021；2：1148-1151
3） Makabe S, et al：Kidney Int Rep 2021；6：2436-2444
4） Kramers BJ, et al：BMC Nephrol 2018；19：157
5） Uchiyama K, et al：Sci Rep 2021；11：17666
6） Kramers BJ, et al：Clin J Am Soc Nephrol 2022；17：507-517
7） Bais T, et al：Trials 2024；25：120

COLUMN

ADPKD とサイアザイド系利尿薬

　本文では，トルバプタンの増量は水分摂取が十分にできている場合にのみ考慮することを推奨しました．尿量が多くて困っている患者さんに無理に増量する必要はないと思います．

　また，トルバプタンの多尿を少しでも軽減する目的で，サイアザイド系利尿薬の併用が試みられています．その根拠は，腎性尿崩症においてサイアザイド系利尿薬が尿量を減少させる効果があったことによります．ただし，ADPKD へのトルバプタンとの併用においては，尿量は減少するものの腎機能が悪化するという報告[4]と腎機能への悪影響がなかったとする報告があり[5][6]，一定の見解は得られていません．

1. 腎性尿崩症におけるサイアザイド系利尿薬による尿量減少の機序

① サイアザイド系利尿薬が遠位尿細管の Na-Cl 共輸送体（NCC）に働き，Na と水の再吸収を抑制し，利尿がつくと軽い脱水状態になります．

② そのためレニン・アンジオテンシン系が活性化され，アンジオテンシンⅡによる GFR 低下，近位尿細管の Na/H 交換輸送体（NHE）により，Na と水の再吸収が増加します．

③ アルドステロンにより集合管主細胞の上皮型 Na チャネル（ENaC）が活性化され，Na 再吸収が起こります．

　このように GFR の低下と Na 再吸収の増加により，集合管への水の流入量が減少し，尿量が減少すると考えられています．

　結局，サイアザイド系利尿薬による尿量の減少は循環血液量減少に起因するようです．循環血液量が減少すれば，バソプレシン分泌が増加します．腎性尿崩症においては，バソプレシンが増加してもその受容体が働かないので，尿量を減少させる目的は達成されます．

2. ADPKD においてトルバプタンとサイアザイド系利尿薬を併用するとどうなるか

　トルバプタンの血中濃度は変動しており，腎性尿崩症と違って常にバソプレシンの作用を抑制しているわけではありません．本文中で説明したように，トルバプタンの血中濃度が低い時にバソプレシン分泌が増加すれば，それだけ効果は薄れることになります．尿量を減らす目的であれば，サイアザイド系利尿薬を併用するよりも，トルバプタンを減量し，十分な水分摂取を促すほうが効果的ではないかと考えられます．

　現在，ヨーロッパでトルバプタン服用患者におけるサイアザイド系利尿薬併用の有無による有効性ならびに忍容性を検証する 3 年間の臨床研究（HYDRO-PROTECT 研究）が始まっています[7]．このような大規模研究での有効性が示されない限り，その投与は慎重にしたほうがよさそうです．

尿細管を旅する"尿素くん"のつぶやき
4 ご主人さまと尿素くんたちの関係―遠位尿細管～集合管

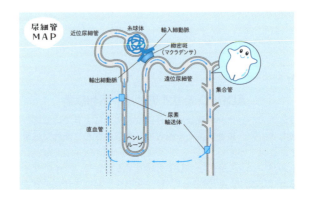

遠位尿細管から皮質集合管に入ると，
「またNaくんが壁に吸い込まれていくぞ」

「でも，水は出ていかないみたいだから，
ほんとに空いてきたな」

髄質集合管に入ると，
「久しぶりに水の孔が出てきた．大きく開いているぞ．
たくさんの水が出ていっている」
「道中，尿素仲間が言ってたのは，本当だったんだ」
「ご主人さまが汗をかいたりして水を飲んでい
ないと，バソプレシンさまが水の孔を開け
て，たくさんの水が壁の向こう側に出ていっ
て，僕ら尿素も壁に吸い込まれるんだって」
「やっぱり，ご主人さまが水を飲んで
いないんだ」

さらに進み（内層の）尿素輸送体が
あるところに到達すると，
「仲間がたくさん吸い込まれて行っている．
僕も一緒に行ってみよう」

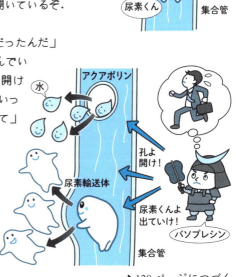

→ 128ページにつづく

トルバプタン治療中の注意点
―日常の注意事項と副作用

POINT 43 こんな時は休薬する！

トルバプタンを服用する時は，水分が十分に摂れるということが前提になります．水分が摂れない時には，トルバプタンを服用しないように説明する必要があります．

 体調が悪い時

　トルバプタンは，規則正しく服用し，水分摂取を十分にすることにより効果を発揮します．したがって，飲んだり飲まなかったりすると，その効果を十分に引き出せない可能性があります．

　しかし，人は誰でも調子の悪い時があります．のどがいつもより渇く，何となくだるい，めまいがするなどです．

　そんな時は，最初に「水分が十分に摂れているかどうか」を考えるように，患者さんに伝えておきます．水分を摂って症状がよくなれば，薬を続けてもらいますが，決して無理せずに薬の量を減らしたり，休薬したりすることも提案します．

　特に，以下のような場合には休薬してもらうように話しておきます．

1. 胃腸の調子が悪い時

　胃腸炎などで腹痛，悪心・嘔吐，下痢がある時は，十分に水分を摂ることはなかなかできません．そんな時に，トルバプタンを服用してしまうのは危険です．

　急にやめると多少むくむことはありますが，数日で回復するはずです．

2. 発熱している時

　次に，新型コロナやインフルエンザなどで発熱した時です．

　熱があると，身体から出ていく水分量（汗や蒸発する水分）が増えることを説明し，休薬してもらいます．

3. 夏に暑くて調子が悪い時

　夏は，特に"夏バテ"のような徴候が表れることがあります．水分が摂れているつもりでも，それが十分でないことがあります．

　「昼間眠い」「いつもより血圧が低い」などの場合は，朝の分を減量・休薬します．

　「寝汗が多い」「夜中に足がつる」などの場合は，夕の分を休薬します．

水分摂取やトイレに行くのが難しい状況

1. 災害時

　地震や水害のために避難所に行かざるをえないことがあるかもしれません．

　そのような時，血圧の薬などはきちんと服用したほうがよいですが，トルバプタンは

決して服用しないように指導します.

　頻繁にトイレに行くこともできず，水分も限られてしまう状況が想定されるからです.

2. トイレに行けないことが想定される時

　渋滞での車移動，長時間の会議，映画・コンサートなど，いつもの排尿間隔よりも長時間トイレに行けないような状況が想定される場合は，減量・休薬を考えます．イベントが終わってから，半量を服用するなどしてもかまいません.

　いずれにしても，これからの長い人生と比較すれば，短期的な出来事です.

　普通にのどが渇いたら，水分を摂るようにしていればよいことを伝えます.

● 文　献 ●

1) 大塚製薬：サムスカ®OD錠7.5 mg，15 mg，30 mg インタビューフォーム　https://www.otsuka-elibrary.jp/pdf_viewer/index.html?f=/file/1096/sam_if.pdf#page=1（2024年8月28日閲覧）

COLUMN

トルバプタンと他の薬剤との相互作用[1)]

　トルバプタンは，肝代謝酵素であるシトクロムP450（CYP）3A4によって代謝されます．また，P糖蛋白の基質になります．そのため，他の薬剤との併用には注意が必要です.

1. 併用によりトルバプタン血漿中濃度を上昇させる薬剤

1) CYP3A4阻害作用を有する薬剤

　添付文書に併用注意の記載がある薬剤としては，抗真菌薬（イトラコナゾール，フルコナゾール），抗菌薬（クラリスロマイシン）があり，併用はすすめられません．また，これらほど強くはありませんが，影響を受ける薬剤として循環器用薬（ジルチアゼム，ベラパミル），抗菌薬（シプロフロキサシン）などがあります．このような薬剤を併用する場合には，減量しないまでも尿量の増加に注意する必要があります.

2) P糖蛋白阻害作用を有する薬剤

　免疫抑制薬（シクロスポリン）：P糖蛋白の阻害によりトルバプタンの排出を抑制し，トルバプタンの血漿中濃度が上昇するおそれがあります.

2. 併用によりトルバプタン血漿中濃度を低下させる薬剤

　抗結核薬（リファンピシン）：CYP3A4を誘導するため，トルバプタンの血漿中濃度が低下します.

　セイヨウオトギリソウ（セントジョーンズワート）含有食品：薬剤ではありませんが，抗うつ効果があるとして，健康食品として販売されています．CYP3A4を誘導し，トルバプタンの効果を減弱するので，摂取しないことが望ましいとされています.

3. 併用により血漿中濃度が上昇する薬剤

　ジゴキシン：トルバプタンがP糖蛋白を阻害し，ジゴキシンの排出を抑制し，ジゴキシンの血漿中濃度を上昇させます.

POINT 44 グレープフルーツジュースは飲んではいけないの？

トルバプタンの服用開始時に「グレープフルーツを含む柑橘類およびその含有食品（ジュース）を摂らない」ように指導します．一部の Ca 拮抗薬やスタチン製剤などでも，同様の注意喚起が行われています．

なぜグレープフルーツを含む柑橘類を避けたほうがよいのか

　トルバプタンは小腸上皮細胞で吸収されますが，そこでシトクロム P450（CYP）3A4 により代謝されてから血中に入ります．CYP3A4 は，血中に入るためのハードルのようなものと考えてください（図 1-a）．

　一方，グレープフルーツには，CYP3A4 の作用を一時的に阻害する"フラノクマリン"という成分が含まれます[1]．これにより，CYP3A4 のハードルが低くなり，いつもより多くのトルバプタンが細胞に吸収され，血中に入ります（図 1-b）．そのため，グレープフルーツを食べたり，ジュースを飲むと，トルバプタンが代謝されずに吸収され，血中濃度が高くなり（図 2）[2]，結果的に尿量が増えます．ただし，これには個人差が大きいことが知られています[2]．

　また，グレープフルーツの影響は，その時だけで終わりません．

　"フラノクマリン"による CYP3A4 の阻害は一時的ですが，CYP3A4 の作用がもとどおりになるのに，長いもので 3 〜 7 日かかるといわれています[1]．そのため，トルバプタンを服用するごとに血中濃度が上がり，数日間は尿量が増える可能性があります．

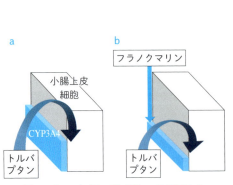

図1　トルバプタン吸収時の CYP3A4 とフラノクマリンの関係のイメージ

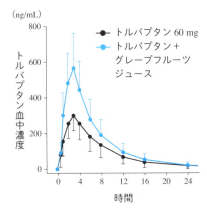

図2　グレープフルーツジュースの有無とトルバプタンの血中濃度の推移
（文献 2）より改変）

表　フラノクマリン含有量による柑橘類の分類

フラノクマリン含有量	柑橘類
非常に多い	グレープフルーツ（白色種＞ピンク種，ルビー種），スウィーティー，バンペイユ，メロゴールド
多い	ダイダイ，ブンタン，ハッサク，メキシカンライム，甘夏ミカン
少ない（果皮には多い）	レモン，日向夏，スウィートオレンジ
少ない	ネーブルオレンジ，ユズ，カボス
含まない	ウンシュウミカン，ポンカン，イヨカン，デコポン，スダチ，キンカン

（文献3）をもとに作成）

柑橘類はすべて避けるべきか

1. グレープフルーツ

　市販のグレープフルーツジュースは，ストレートでも濃縮還元（いったん水分を除去して輸送した後に水分を補充）でも，丸ごとのグレープフルーツから搾汁（果実を破砕して皮や種子などは除去）してつくられるようです．フラノクマリンは果皮に多く（果汁に比べて数百倍[3]）含まれるため，市販のジュースには，果皮部分からのフラノクマリンも少なからず含まれるものと推察されます．実際に，ジュース200 mLがグレープフルーツ1個分のフラノクマリンを含むとされています．それに対して，果肉部分（薄皮をはがしたもの）のみを食べた場合や，果肉部分のみを使用してジュースをつくった場合は，フラノクマリンの量はかなり少ないことが想像されます．

　したがって，個人差が大きいこと，数日間尿量が増える可能性があることを理解してもらったうえですが，バイキングで出されるような数切れのグレープフルーツは，それほど気にせずに食べても問題ないかもしれません．ただし，もし尿量が増えた場合には，服用量を減らすなどの指導は必要です．

2. 注意すべき柑橘類

　フラノクマリンの含有量による柑橘類の分類を表に示します[3]．

3. 果皮を含む食品についての注意

　フラノクマリンが多く含まれる果皮でつくられたマーマレードなどの食品は，少量でも避けたほうがよさそうです．

● 文　献 ●

1) 国立研究開発法人 医薬基盤・研究・栄養研究所 HFNet：グレープフルーツと薬物の相互作用（更新日 2009/01/29）　https://hfnet.nibiohn.go.jp/column/detail825/（2024年6月4日閲覧）
2) Shoaf SE, et al：Eur J Clin Pharmacol 2012；68：207-211
3) 齋田哲也, 他：医療薬学 2006；32：693-699

POINT 45　肝障害が起きたら治療は中止する？

トルバプタンの副作用で注意すべきなのが肝障害です．約5％の頻度で，投与数か月後に起こります．入院を要するような重篤な場合もあり，日本では，肝障害が認められた場合にはトルバプタンを中止することとされています．

トルバプタンによる薬物性肝障害（DILI）の報告

1．TEMPO 3：4試験

トルバプタン群で，ALTが基準値上限の3倍を超えた患者の割合は4.4％（40/957例）であり，ほとんどが投与後3〜18か月に発症しました[1]．ただし，トルバプタンの中止あるいは休薬により，慢性肝障害や肝不全は避けることができ，すべて可逆性でした．

2．日本の全例調査

肝障害は7.5％（338/4,519例）で報告され，そのうち232例が解析対象とされました．

重篤と医師が判断した症例が93例（40.1％）で，そのなかには，死亡例1例（投薬中止後感染合併），肝移植例1例（投与中止後急性肝不全）も含まれていました．肝障害の発症までの期間は，3〜6か月が最も多く（37.9％），中央値は120日（約4か月）でした（図1）[2]．TEMPO 3：4試験と異なり，この検討では3か月未満で肝障害が34.5％に認められましたが，これは，日本ではAST・ALTが基準値を超えたところで肝障害と判断し，トルバプタンを中止することが添付文書に記載されているためと考えられます．なお，投薬量による差は認められませんでした．

トルバプタンによるDILIのメカニズム

DILIには，中毒性の機序で起こる内因性のもの（intrinsic DILI）と，アレルギー機序や代謝性の機序で発症する特異体質性のもの（idiosyncratic DILI）があります．

トルバプタンによるDILIは後者によって起こると推察されます[2]．

特異体質性DILIの発症機序には，薬物が生成する抗原ペプチドに曝露された時に起こる患者の適応免疫が関与します[3]．具体的には，薬物を服用すると次の2通りの反応が起こります．

① 多くの場合，すぐに免疫寛容が起こるため，肝障害は起こりません．
② すぐに免疫寛容が起こらない場合に軽度の肝障害を生じます．そのうちの90％以上は薬物に対する適応により免疫寛容が起きて肝障害はおさまります．ただし，免疫寛容が不十分な症例においては，高度肝障害に至ります（図2）[3]．

このように，特異体質性DILIは用量には関係せず，発症予測が難しいとされており，さらに高度肝障害を起こす可能性があるため，注意が必要です．

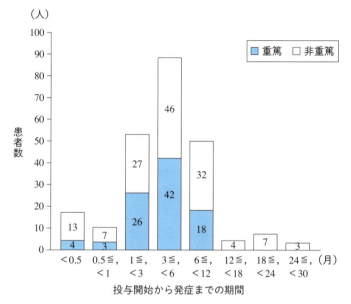

図1 日本の全例調査における薬物性肝障害の頻度
(文献2) より改変)

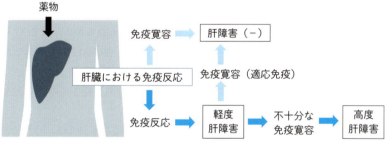

図2 特異体質性の薬物性肝障害における発症機序
(文献3) より作成)

● 文 献 ●

1) Watkins PB, et al：Drug Saf 2015；38：1103-1113
2) 望月俊雄, 他：日本腎臓学会誌 2020；62：765-774
3) Dara L, et al：Liver Int 2016；36：158-165

POINT 46 肝障害が起きた後はどうなるの？

トルバプタンの添付文書には，投与中に肝障害が認められた時，トルバプタンを中止することと記載されています．しかし，実際には投与が継続されることがあります．ここでは，肝障害発症後の転帰について説明します．

TEMPO 3：4 試験[1]

ALT が基準値上限の 3 倍を超えた患者 35 例について解析しています．このうち 14 例はトルバプタンを中止し，40 日以内に基準値上限の 3 倍以下になりました．一方，残りの 21 例では ALT が基準値上限の 3 倍以下になった後にトルバプタンが再投与されました．そのうち 10 例では ALT が再上昇して中止されましたが，残りの 11 例では ALT の再上昇は認めず，トルバプタン投与が継続されました．

日本の全例調査[2]

肝障害が認められた 232 例のうち，投与中止したのが 70 例，減量したのが 43 例，継続あるいは増量したのが 49 例でした．

投与中止した 70 例は，全例 ALT が正常化しましたが，23 例で中止後も一過性の ALT 上昇を認めました（図 1-a）[2]．

それに対して，減量例 43 例のうち 21 例は ALT が正常化したものの，22 例で ALT はさらに上昇しました．また，継続あるいは増量例のうち 29 例は ALT が正常化したものの，20 例で ALT はさらに上昇しました（図 1-b）[2]．

ALT が上昇した減量例 22 例すべての患者で投与が中止され，約 3 か月後に ALT が正

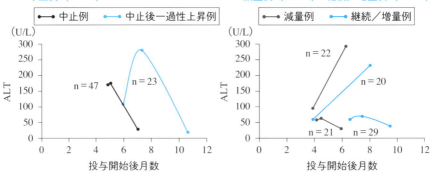

図 1　トルバプタン投与中の ALT 上昇への医師の対応とその後の ALT の変化
（文献 2）より作成）

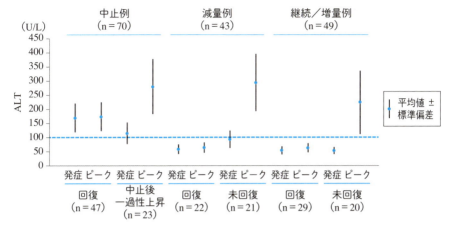

図2 トルバプタン投与中のALT上昇への医師の対応と発症・ピーク時のALT
(文献2) より改変)

常化しました．また，ALTが上昇した，継続あるいは増量例20例のうち，3例は自然にALTが正常化しましたが，残り17例は投与中止により，約4か月後にALTが正常化しました．

　肝障害発現時の医師の対応による違いを，発症時ならびにピーク時のALTで比較したものを図2[2)]に示します．左から，中止例，減量例，継続／増量例の順に並べています．中止例では，中止後の一過性上昇も含めて，概ねALTが100 U/L以上になっています．右側の減量例，継続／増量例ともに，回復群では，ALTが100 U/L未満でしたが，未回復群全例で，ピークが100 U/Lを超えています．

　以上の結果をふまえて，肝障害とその対応についてまとめてみます．
① 投与開始後1か月以降に発症することが多く，添付文書のとおり月1回の肝機能検査を継続する
② トルバプタンによる肝障害が疑われた場合は，重症化を防ぐため，速やかに中止する
③ 投与中止により回復するが，投与中止後にALTがさらに上昇することもある
④ 投与継続し，適応免疫により自然回復する場合もあるが，ALTが100 U/L以上に上昇した時は，自然回復の見込みはないと判断し，投薬を中止すべきである

● 文　献 ●

1) Watkins PB, et al：Drug Saf 2015；38：1103-1113
2) 望月俊雄，他：日本腎臓学会誌 2020；62：765-774

POINT 47 肝障害が起きた患者さんに再投与はできる？

肝障害のためにトルバプタンを中止した患者さんのなかには，比較的軽症の場合も少なくないと思います．その場合に，再投与を考えてもよいでしょうか．そのようなケースでの再投与について考えてみます．

国内外の動向と再投与例における検討

1. TEMPO 3：4 試験での再投与例ならびに諸外国の動向

TEMPO 3：4 試験では，再投与により約半数で肝障害が再発しましたが，残りの半数では再投与による肝障害は起こりませんでした（POINT46参照）．また，諸外国では，基準値上限の 2 倍あるいは 3 倍程度が中止の目安になっているようです（表）[1]．

2. 日本での動向

日本では肝機能について「異常が認められた場合には直ちに投与を中止し，適切な処置を行うこと」と添付文書に明記されており，正常範囲を超えることが肝障害の判断基準となっています．ただし，再投与については明記されていません．

また，日本の全例調査では再投与例は含まれていません．しかし，投与継続例のうち肝障害が軽度の場合，自然軽快することが多いこともわかっています（POINT46参照）．

3. 再投与例（自験例）

上記をふまえたうえで，私たちは，トルバプタンの再開希望があり，肝障害が軽度と考えられる患者さんに再投与を試みました．再投与を行ったのは，高度肝障害を呈した例（図-g）を除き，いずれも ALT のピーク値が 100 U/L 未満の症例（図-a〜f）で，少量から投与を再開しました[2]．図-f の症例のみ，ALT の再上昇が認められたため，中止しました[2]．その他の症例では明らかな肝機能障害は認められず，投与を継続できています．

トルバプタン再投与は可能か（オピニオン）

POINT45で説明したとおり，軽度の肝障害を起こす患者さんは少なくないものの，適応免疫により免疫寛容ができた患者では，肝障害は軽快します．もちろん，重症化す

表　米国などで発売されているトルバプタン（JYNARQUE®）の主な中止基準

①AST，ALT，総ビリルビン値が基準値上限の 2 倍を超えて増加した場合は直ちに中止し，できるだけ早く（48〜72 時間以内）再検査を行い，基準値上限の 3 倍未満であるかぎり，モニタリング頻度を増やして再開できる
②AST，ALT が基準値上限の 3 倍を超えたことがある患者では，肝障害の別の原因があり肝障害が解消した場合を除き，再開しない

（文献 1）より改変）

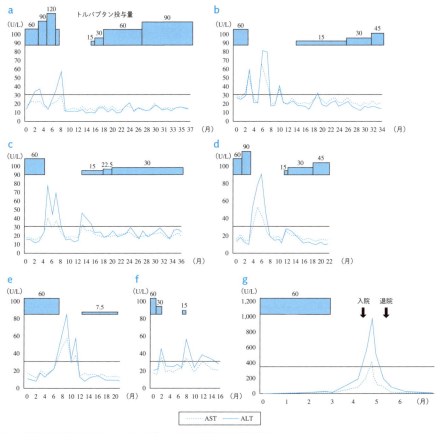

図 肝障害が認められたトルバプタン投与症例の臨床経過
(文献2) より改変)

る場合もあるので,肝障害が出現した時には速やかに中止するのが原則です.

しかし,現時点でトルバプタンに代わる薬剤はないので,肝障害が軽度(基準値上限の3倍未満)で患者さんが希望する場合には,肝機能が正常化したのちに再投与することを考えてもよいと思います.その場合には,再び肝障害が起こる可能性を十分に説明したうえで,来院数日前から少量で再開し,肝機能をチェックします.

● 文　献 ●

1) Otsuka America Pharmaceutical：Highlights of prescribing information—JYNARQUE®(tolvaptan)tablets for oral use
https://www.otsuka-us.com/sites/g/files/qhldwo9046/files/media/static/JYNARQUE-PI.pdf（2024年8月19日閲覧）
2) Makabe S, et al：Clin Exp Nephrol 2018；22：1079-1087

尿細管を旅する"尿素くん"のつぶやき
5 尿素くんのやすみ時間―間質〜直血管

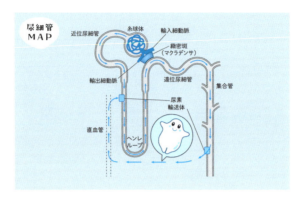

髄質の間質に入ると，
「仲間がたくさんいて休んでいる．僕も少し休もう」
「ん？　僕たち尿素がいると，水が入ってくるんだ！！」
「僕たち，役に立っているのかな！？」

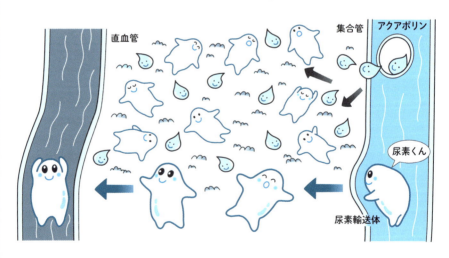

何となく漂い，**直血管**のところに行くと，
「少し休んだし，僕も血管の中に入ってみようっと」

→ 138 ページにつづく

Part 9

腎機能低下時の対応
―ADPKDではここに注意！

腎機能が低下してきたら

POINT 48

トルバプタン服用の有無にかかわらず，腎機能が低下してきた場合には，①尿濃縮力低下による夜間尿，②水・電解質異常（特に高カリウム血症，体液過剰），③代謝性アシドーシス，④二次性副甲状腺機能亢進症・高リン血症，⑤腎性貧血，などの腎不全の合併症の対策を行います．このうち，他の原因のCKDと比べてADPKDに特徴的な症候である①夜間尿と②水・電解質異常について解説します．⑤腎性貧血については**POINT㊾**で説明します．

 ### 夜間尿

ADPKDの場合，囊胞による髄質の構造異常のために，尿濃縮機構が比較的早く障害されます．そのため，夜間尿が腎機能低下早期から認められることがあります．

また，夜間尿は塩分摂取が多いと増える傾向にあります．塩分の過剰摂取により水分摂取量も増えるために体液が増加します．就寝して臥床すると，おもに下肢にたまっていた余分な体液は静脈還流により循環系に戻ってきます．さらに腎血流も臥床により増加し，尿量が増加します．このように塩分摂取過多（特に夕食時）は夜間尿の1つの要因になります．

腎機能低下が原因なので根本的な対策はできませんが，塩分は控えめにし，夕方以降は特に少なくするよう心掛けてもらいます．また，起床時に濃縮尿である場合や口渇がある場合には，夜間尿が出た時に水分補給をしてもらうように指導します．

 ### 水・電解質異常

1．高カリウム血症

GFRの低下により尿中K排泄が減少するため，高カリウム血症を呈することがあります．しかし，実臨床においては，ADPKDでは高カリウム血症に対し，K制限はするものの，K吸着薬を処方することは少ない印象があります．

実際に，多発性囊胞腎では高カリウム血症（K＞5.5 mEq/L）の患者の割合が低いことが報告されています（図）[1]．腎内レ

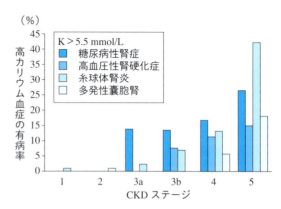

図　原疾患による高カリウム血症の有病率の違い（CKDステージ別）
（文献1）より改変）

ニン・アンジオテンシン系の活性化による尿中 K 排泄の増加がその要因と考えられています．

1 日あたりの K 摂取量は，随時尿を用いて，日本高血圧学会から示されている以下の計算式[2) 3)]で推定することができます．

推定 1 日 K 摂取量（mg/日）＝ 7.59 ×［尿中 K 濃度(mEq/L)/ 尿中 Cr 濃度(mg/dL)/10
　　　　　　　　　　　　　　× 推定 1 日 Cr 排泄量（mg/日）］$^{0.431}$ × 39.0983/0.77

推定 1 日 Cr 排泄量（mg/日）＝ 14.89 × 体重(kg) ＋ 16.14 × 身長(cm) － 2.043 × 年齢
　　　　　　　　　　　　　－ 2,244.45

これらにより，ある程度の K 摂取量がわかるため，どの程度 K 摂取量を少なくすればよいかを話します．その際，患者さんが K を多く含むものを食べていないかを聞くことも大事です（イモ類，牛乳などは意外と盲点です）．

尿中 K 排泄率（FEK）の計算も同時に行います．FEK は正常が 10 〜 20％ですが，腎機能が低下すると尿中 Na 排泄率（FENa）と同様に上昇します．高カリウム血症にもかかわらず FEK が上昇しない場合は，K 排泄能が低下していることが推測されるため，K 摂取量を厳格に制限する必要があります．

2．体液過剰

腎機能が低下した場合，糸球体から濾過される Na 量は減りますが，尿細管での Na 再吸収量を減らして（FENa 上昇），摂取量と同じ排泄量を維持し，体液過剰にならないようにしています．しかし，再吸収量が減りきらず摂取量に対して排泄量が下回ると，体液過剰になります．

ADPKD では，糸球体疾患に比べて体液過剰になることが少なく，溢水により腎代替療法が必要になることはほとんどありません．実際に FENa が 10％以上になることもあり，尿細管における Na 再吸収の調節能が残存していると考えられます．ただし，心機能が低下している場合や塩分過剰摂取の場合には注意が必要です．

● 文　献

1) Kim H, et al：BMC Nephrol 2019；20：104
2) Tanaka T, et al：J Hum Hypertens 2002；16：97-103
3) Tasevska N, et al：J Nutr 2006；136：1334-1340
4) 日本高血圧学会：スポット尿による食塩・カリウム摂取量推定ツール　https://www.jpnsh.jp/natkali-e/（2024 年 8 月 29 日閲覧）

POINT 17 では塩分の摂取量，ここでは K の摂取量を推定する計算式を紹介しました．

日本高血圧学会の**「スポット尿による食塩・カリウム摂取量推定ツール」**[4)]では，必要な数値を入力すると，これらを自動で計算してくれて便利です．

POINT 49 腎性貧血の治療には注意が必要！

他疾患による腎不全と比較して，ADPKD では腎性貧血が起こりにくいとされています．しかし，それがゆえに ADPKD に対する腎性貧血の治療は重要であること，また HIF-PH 阻害薬の使用には慎重を期す必要があることを説明します．

ADPKD における腎性貧血

1．ADPKD では腎性貧血の頻度は低い

　ADPKD 患者では，他の原因による CKD 患者と比較し，ヘモグロビン（Hb）が高いことが報告されています．特に CKD ステージ G3〜G4 において差が顕著です（図1）[1]．

　腎性貧血は，おもにエリスロポエチン（EPO）の相対的欠乏により起こります．EPO は，その転写因子である低酸素誘導因子（HIF）の 1 つである HIF-2α により EPO 遺伝子が活性化されることによって産生されます．

　ADPKD では，他の CKD と異なり，腎機能が低下する前から嚢胞形成により腎組織内の血管が圧迫され，組織内が低酸素となり，HIF-1α，HIF-2α の産生が亢進します．HIF-2α は正常の線維芽細胞に働き EPO の産生を促進するため，ADPKD では Hb が高く保たれると考えられます．

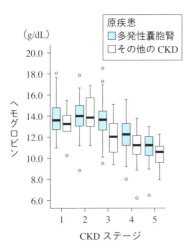

図1　多発性嚢胞腎とそれ以外の CKD におけるヘモグロビン（CKD ステージ別）
（文献 1）より改変）

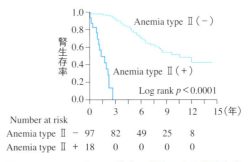

図2　ADPKD における貧血の程度による腎生存率の違い
Anemia type Ⅱ：男性 Hb＜12 g/dL，女性 Hb＜11 g/dL
（文献 2）より改変）

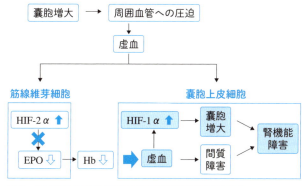

図3　ADPKDにおける貧血は腎機能低下を促進する
HIF：低酸素誘導因子，EPO：エリスロポエチン，Hb：ヘモグロビン

2. Hb低下はADPKDにおける腎機能低下のリスク因子

　私たちは，ADPKDでは腎性貧血が比較的出現しにくいにもかかわらず，貧血が腎機能低下のリスク因子になること，すなわち，男性でHb＜12 g/dL，女性でHb＜11 g/dLの患者群において，腎機能低下が速いことを報告しました（図2）[2]．

　EPOは正常では線維芽細胞から産生されますが，腎障害が進行すると，筋線維芽細胞（myofibroblast）に形質転換するため，HIF-2αの産生が亢進しても*EPO*遺伝子活性化が起こらなくなります（図3）．一方，HIF-1αは囊胞上皮細胞において囊胞液分泌を促進し，囊胞を増大させ，腎機能低下を助長します（図3）[3,4]．

　以上から，ADPKDにおける貧血治療は非常に重要であり，男性ではHb＞12 g/dL，女性ではHb＞11 g/dLを目標に治療することがすすめられます．

ADPKDにおける腎性貧血の治療

　治療は，従来の赤血球造血刺激因子製剤（ESA）による治療がすすめられます．

　HIFを分解するPH（prolyl hydroxylase）を阻害するHIF-PH阻害薬は，EPO産生を促進するHIF-2αだけでなくHIF-1αも増加させるため，ADPKDモデルマウスでは，囊胞増大が著明になり，急速な腎機能低下が認められました[4]．

　このようにADPKDでは囊胞増大を促進する可能性があり，HIF-PH阻害薬の投与を避けることがすすめられます．

● 文　献 ●

1) de Almeida EA, et al：Nephrol Dial Transplant 2008；23：412-413
2) Ushio Y, et al：Clin Exp Nephrol 2020；24：500-508
3) Hofherr A, et al：Kidney Int 2018；94：849-851
4) Kraus A, et al：Kidney Int 2018；94：887-899

POINT 50 腎代替療法について，いつ，どう話す？

他の CKD と同様に，ADPKD でも eGFR<15 mL/分/1.73 m^2，Cr>4 mg/dL で，腎代替療法についての説明を始めます．年齢，性別，腎不全合併症の程度などとともに，患者さんの受け入れなども考えます．これまで説明してきたように，症例ごとに進行速度が異なるため，eGFR の推移グラフを作成し，腎代替療法が必要になる時期の予測を立てます．

透 析

透析の場合は，血液透析（HD），腹膜透析（PD）のいずれかを選択します．

ADPKD の場合は，尿量が急激に減少し，心不全を起こすことはまれなので，Cr や eGFR の値だけでなく，電解質異常，貧血，副甲状腺機能亢進症などの合併症も参考に，総合的に判断します．そのため，他の原因による末期腎不全よりも導入時の Cr は高い傾向にあります．Cr 8 mg/dL 程度の，合併症管理が厳しくなってきた，尿毒症症状が出そうな状態で導入することにより，患者さんも受け入れやすくなります．数か月でも導入を延ばすことを望む患者さんもいますが，スムーズに導入することを目標にします．

1. ADPKD で PD は可能か？

腎臓や肝臓が大きい ADPKD で PD ができるのか，疑問に思われる患者さんも多いと思います．以下の症例や報告のように ADPKD でも PD を行うことは可能です．

1）症例呈示：ADPKD の PD 症例（40 歳代，女性）

腎臓は非常に大きく（TKV 3,800 mL），腹腔内のスペースはあまりありません（図 1）．PD 導入後，昼間の PD 液貯留は腹部膨満感が著明になるため，すぐに夜間の自動腹膜透析（APD）（1,500 mL×3 回）に移行しました．3 年後，残存腎機能も低下してきたため，週 1 回の HD を併用しています．

2）ADPKD 患者における PD に関する報告

① HD と PD の比較：ADPKD の HD 患者 4,563 人と PD 患者 638 人を比較した REIN レジストリでは，それぞれの生存率でほとんど差がありませんでした．

② ADPKD と ADPKD 以外の比較：ADPKD（797 人）と ADPKD 以外（12,059 人）の PD 患者を比較した RDPLF レジストリでは，ADPKD 患者のほうが予後良好であることが示されました（図 2）[1]．PD ができなくなった患者の割合は，ADPKD 以外の患者と変わらず，その要因は ADPKD に起因するものではないとされています[1]．

③ 腹腔内圧（IPP）と BMI の関係：IPP の上昇は PD を行ううえでのリスク因子といわれています．この IPP 上昇に関連する因子の検討では，IPP は腎容積や肝容積との関連は認めず，唯一有意差を認めたのが BMI でした．BMI が大きいほど IPP は上昇

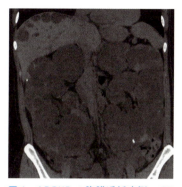

図1 ADPKDの腹膜透析症例のCT画像（40歳代，女性）

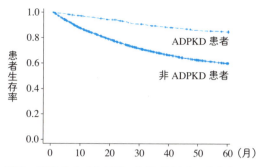

図2 ADPKDとそれ以外の腹膜透析患者の生存率の比較（RDPLFレジストリ）
（文献1）より改変）

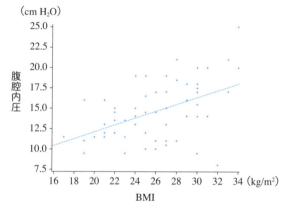

図3 腹腔内圧とBMIの関係
（文献2）より改変）

しており（図3）[2]，PDを考える際に重要な因子であると考えられます．実際に，私の患者さん4人でPDを導入していますが，いずれもBMIが低い女性でした．

このように，ADPKD患者でもPD導入は可能ですが，腹腔内の状態を把握する必要があるため，PD導入可能な施設を早めに探しておく必要があります．

2. 透析導入後も腎臓は大きくなるのか？　その対処法はあるか？

透析導入後に腎臓が大きくなるかどうかについての報告は，大きくなるという報告と小さくなるという報告があり，結論は出ていません．

透析導入したADPKD患者95人（HD 85人，PD 10人）の報告では，腎容積は減少傾向を示しました（図4）[3]．なお，肝容積は増加するものの，その増大速度は小さくなっていました[3]．

増大率は透析導入前と同様に個人差があるので，透析導入後も腹部CTあるいはMRI

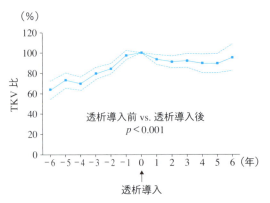

図4　透析導入前後の腎容積の推移
最小2乗平均（95％信頼区間）
（文献3）より改変）

にて腎容積ならびに肝嚢胞についての経過観察が必要です．

　ただし，透析導入時にすでに腎臓が大きく，腹部膨満感のためにQOLが低下している患者も少なくありません．その場合に考えられるのが，腎動脈塞栓療法（TAE）と腎摘出術です．TAEは両腎に対して行うことが多いので，無尿になります．したがって，尿量がある程度減少（1日500 mL以下）したところで考えることが多いと思います．施行できる施設が限られており，個別に相談することがすすめられます．

腎移植

　ADPKDでも他疾患と同様に腎移植が適応となり，その予後は良好とされます．

　生体腎移植のドナーはADPKDではないことを確認する必要がありますが，**POINT 07**で紹介したようにMRIによる除外診断ができれば，遺伝子検査までは必要ありません．

　生体腎移植のドナーがいる場合は，透析よりも様々な事前検査が必要であり，また透析を導入せずに腎移植を行うことが多いため，透析を選択する場合よりも早めに準備を始めます．

1. 腎移植後に腎臓は大きくなるか？

　腎移植後に腎容積は縮小します（図5）[4]．その縮小率は，この報告では移植後0.7年で20.2％，1.8年後に28.6％，5.7年後に38.3％，12.6年後に45.8％でした[4]．

　移植後に腎容積が縮小する要因として，主に腎血流の急激な減少が考えられています．

2. 腎移植時に腎臓を摘出する必要があるか？

　腎移植時あるいは前後に腎臓を摘出するかどうか，片側か両側かについては様々な報告があり，結論は出ていません．腎移植実施施設にもよりますが，移植後に固有の嚢胞腎が縮小する可能性が高いこともあり，移植腎のスペース確保が難しい患者や嚢胞感染

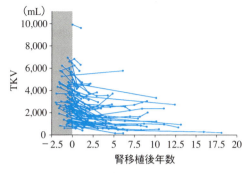

図5 腎移植後の腎容積の推移
（文献4）より改変）

をくり返す患者など以外では，腎臓を摘出せずに移植をすることが多いと思います．

3. ADPKDは移植後糖尿病のリスク因子

POINT㉑で説明したとおり，腎移植後に糖尿病を発症することがあります（移植後糖尿病）．ADPKDではその発症率が高いことが示されています．その管理は移植医にゆだねられることになりますが，特に肥満傾向のADPKD患者では注意が必要です[5]．

🫘 腎代替療法開始後のADPKD患者に対する腎臓医のかかわり方

透析導入後は透析医が，腎移植後は移植医がおもに診療を行います．しかし，腎臓医がかかわらないと，多くの場合，ADPKDに関する診療は中断されてしまいます．腎代替療法を始めてもADPKDであることに変わりはないため，1年に1〜2回のフォロー診療を続けることがすすめられます．

診療においては，腎臓や肝臓の画像検査を1〜3年に1回程度の間隔で行います．また，POINT㉕で説明したように，腎機能が低下すると脳動脈瘤の発生リスクが高くなるため，頭部MRA検査による脳動脈瘤スクリーニングは継続して行います．

さらに，腎代替療法に至った患者さんのお子さんは，ADPKDであれば，進行が速い可能性があります．お子さんの検査をするかどうかなどの相談を受けることもできます．

● 文　献 ●

1) Sigogne M, et al：Nephrol Dial Transplant 2018；33：2020-2026
2) Sigogne M, et al：Kidney Int Rep 2020；5：1007-1013
3) Suwabe T, et al：Mayo Clin Proc Innov Qual Outcomes 2023；7：69-80
4) Jung Y, et al：Nephrol Dial Transplant 2016；31：73-79
5) Culliford A, et al：Transplant Direct 2020；6：e553

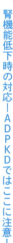

尿細管を旅する "尿素くん" のつぶやき
6 尿細管を一周してきた尿素くん―直血管～ヘンレ下行脚

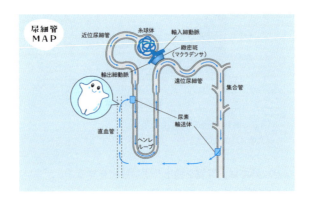

直血管の中を流されていくと，
「あれ，『尿細管に戻れ』っていう指令がでている」

尿素くんは，血管側から尿素輸送体に入り，ヘンレ下行脚に飛び込んでいきました．
「そうか．さっき，仲間が増えたのはここだったんだ」

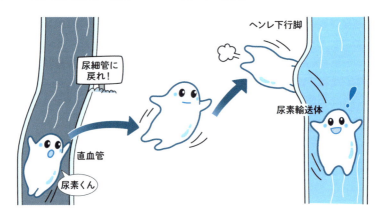

尿素くんはこのように尿細管を一周しました．
　「ご主人さまが十分に水を飲めていない時に僕たち尿素は必要とされるんだ！！」
と考えたのでした．

おしまい

索　引

和　文

あ

アクアポリン ……………………………… 39
圧受容体 ……………………………………… 46
アルコール …………………………… 44, 62
アルブミン尿 ……………………………… 27
アンジオテンシンⅡ受容体拮抗薬 …… 51, 101

い

移植後糖尿病 ………………………… 55, 137
痛み ………………………………………… 64
遺伝子解析 ………………………………… 21
遺伝子型 …………………………………… 22
遺伝子検査 …………………………… 18, 20
遺伝子変異 ………………………… 4, 6, 8, 17
遺伝子変異型 ………………………… 20, 23
医療費 ………………………………… 86, 90

え

エストロゲン ……………………………… 74
エリスロポエチン ……………………… 132
塩分制限 …………………………… 46, 48, 93
塩分摂取［量］ ……… 34, 47, 93, 108, 130

か

カフェイン ………………………………… 58
カリウム（K）排泄率（量） ………… 131
肝移植 ……………………………………… 73
柑橘類 …………………………………… 121
肝［機能］障害 …… 78, 82, 87, 122, 124, 126
間質［の］線維化 ………………… 30, 43, 103
肝囊胞 ………………………………… 22, 72
　　——開窓術 …………………………… 73

肝部分切除術 ……………………………… 73
肝 TAE（肝動脈塞栓療法） …………… 73

き

急性腎障害 ………………………………… 45
休薬 ……………………………………… 118
挙児希望 …………………………………… 85
近位尿細管 ………………………………… 39

く

くも膜下出血 ……………………………… 68
クレアチニン（Cr） …………………… 98
グレープフルーツ ……………………… 120

け

血圧 …………………………………… 34, 50
血液浸透圧 …………………… 44, 104, 111, 113
血液透析 ………………………………… 134
血漿浸透圧 ………………………………… 62
結石 ………………………………………… 64
血尿 ………………………………………… 64

こ

降圧治療 …………………………………… 51
降圧薬 ……………………………………… 50
口渇感 ……………………………………… 92
口渇中枢 …………………………………… 46
高カリウム血症 ………………………… 130
抗菌薬 ……………………………………… 65
高血圧 ……………………………………… 50
高ナトリウム血症 ………………………… 95
高尿酸血症 …………………………… 35, 65

139

抗利尿ホルモン	38
コーヒー	44, 58
子ども	10
コペプチン	62

さ・し

サイアザイド系利尿薬	115
糸球体過剰濾過	32, 42, 53, 101, 103
糸球体性蛋白尿	52
自己負担限度額	90
脂質異常症	35
シスタチン C	27
指定難病診断基準	29
脂肪肝	35, 54
若年性ネフロン癆	17
集合管	41
シュウ酸結石	65
重症度分類	90
出産	10, 74, 85
出生前診断	21
常染色体顕性（優性）遺伝	10
常染色体潜性（劣性）多発性囊胞腎	39
除外診断	18
食事	56
食生活	51
女性ホルモン	74
腎移植	136
腎機能障害	82
心筋症	70
腎実質	30
腎性尿崩症	115
腎性貧血	132
心臓超音波検査	27, 70
心臓弁膜症	70
腎代替療法	134
診断基準	14
腎摘出術	136
浸透圧	27, 104
——勾配	41
——受容体	46

腎囊胞	10
心房性 Na 利尿ペプチド	46
腎容積	22, 28
——増大率	28
腎予後	22
——予測	29
腎 TAE（腎動脈塞栓療法）	136

す・せ・そ

推算糸球体濾過量	29, 81, 84, 98
水分摂取	34, 38, 44, 92, 94, 104, 108, 110, 114, 118
性腺刺激ホルモン放出ホルモン	75
赤血球造血刺激因子製剤	133
繊毛	4
——病	4, 15
全例調査	122, 124
僧帽弁逸脱症	70
ソマトスタチン	73

た

体液過剰	131
体細胞変異	6, 9, 17
体重	50
——減少	95
体内水分量	44, 111
楕円体容積計算法	28
脱水	63
脱ヘモグロビン赤血球	27, 64
多尿	87
単純性多発腎囊胞	14
蛋白制限	48
蛋白質摂取量	49, 111
蛋白尿	51, 52

ち・つ

超音波検査	14, 18
通院	32, 86
——間隔	33, 86

ツーヒット ……………………… 6, 9, 17

て

低酸素誘導因子 ………………… 132
低ナトリウム血症 ……………… 78, 95
適応基準 ………………………… 82

と

透析 ……………………………… 134
糖尿病 …………………………… 55
頭部 MRA 検査 ……………… 22, 26, 68
特定医療費（指定難病）受給者証 ………… 91
突然変異 ………………………… 3, 6
トルバプタン ……………… 78, 80, 82

な

内臓逆位 ……………………… 17, 54
ナトリウム（Na）濃度 …………… 44, 108. 111
ナトリウム（Na）排泄率
……………… 45, 95, 108, 111, 131
難病医療費助成 ……………… 78, 86, 90

に

肉眼的血尿 ……………………… 26
入院 ……………………………… 86
尿細管間質障害 ……………… 31, 53
尿細管 - 糸球体フィードバック …… 58
尿細管性蛋白尿 ………………… 52
尿酸結石 ………………………… 65
尿浸透圧 ……………… 45, 104, 111
尿素窒素 ………………………… 110
── 排泄率 ……………… 45, 111
尿素輸送体 ……………………… 41
尿素リサイクリング …… 41, 42, 98, 110
尿の色 …………………………… 38
尿量 ……………………………… 88
尿路結石 ………………………… 65

妊娠 ……………… 10, 74, 82, 85
── 許可基準 ………………… 10

ね・の

年間増大率 ……………………… 82
濃縮力障害 ……………………… 38
脳動脈瘤 ………………………… 68
── スクリーニング …………… 22
囊胞 …………………………… 4, 38
── 感染 ……………………… 65
── 出血 ……………………… 64
── ドレナージ術 …………… 72
のどの渇き ……………………… 38

は

背部痛 …………………………… 26
バソプレシン ……… 38, 41, 42, 45, 62, 98, 105, 106, 113
── 受容体拮抗薬 …………… 78
発熱 ……………………………… 64

ひ

微小囊胞 ……………………… 6, 18
肥満 …………………………… 34, 54
表現型 …………………………… 22

ふ

腹痛 ……………………………… 26
腹膜透析 ………………………… 134
不妊治療 ………………………… 74
フラノクマリン ………………… 120

へ・ほ

ヘルニア ………………………… 26
ヘンレループ …………………… 39
ポリシスチン …………………… 4

や・よ

夜間尿 94, 130
薬物性肝障害 122
用量依存性 112
予後予測 33

り・れ

利尿薬 78
臨床研究 115
臨床個人調査票 82, 90
臨床試験 78, 81, 99, 102
臨床病型 22
レニン・アンジオテンシン・アルドステ
ロン系 46

欧　文

A

ADPKD（autosomal dominant polycystic kidney disease）class 分類 29, 32
ALT（alanine aminotransferase） 122, 124
ANP（atrial natriuretic peptide） 46
AQP（aquaporin） 39
ARB（angiotensin Ⅱ receptor blocker） 51, 101
ARPKD（autosomal recessive polycystic kidney disease） 40
AVP（バソプレシン） 38, 41, 42, 45, 62, 94, 105, 106, 113

B・C

BUN（blood urea nitrogen） 45, 110
cAMP（cyclic adenosine monophosphate） 58, 78
CCB（Ca 拮抗薬） 51
ciliopathy 4
Cr（creatinine） 98
CYP3A4 119, 120

D・E

DILI（drug-induced liver injury） 122
eGFR（estimated glomerular filtration rate） 29, 81, 84, 98
EPO（erythropoietin） 132

ESA（erythropoiesis stimulating agent） 133

F

FEK（fractional excretion of potassium） 131
FENa（fractional excretion of sodium） 45, 95, 108, 111, 131
FEUN（fractional excretion of urea nitrogen） 45, 111

G

GANAB 16
Gigot 分類 72, 74
GnRH（gonadotropin releasing hormone） 75

H

HD（hemodialysis） 134
HIF（hypoxia-inducible factor） 132
──-1α 133
──-2α 132
HIF-PH（hypoxia-inducible factor-prolyl hydroxylase）阻害薬 132

I・K

IFT140 16
Inv 17
K 排泄率（量） 131

M

Mayo 分類 ………………………………… 29, 32
MRI 検査 ………………………………………… 18
MVP（mitral valve prolapse）……………… 70

N

NAG（N-acetyl-β-D-glucosaminidase）…… 27
Na 濃度 …………………………………… 44, 108,111
Na 排泄率 ……………… 45, 95, 108, 111, 131
NPHP（nephronophthisis）………………… 17

P

PC1（polycystin 1）………………………… 4
PC2（polycystin 2）………………………… 4

PCK ラット …………………………………… 40
PD（peritoneal dialysis）………………… 134
PKD1 ……………………………………… 4, 9, 26
PKD2 ……………………………………… 4, 9, 17

R・S・T・V

RAA（renin-angiotensin-aldosterone）系
……………………………………………… 47, 50
REPRISE 試験 ……………………… 79, 81, 99
SGLT2（sodium-glucose cotransporter 2）
阻害薬 ……………………………………… 57
TEMPO 3：4 試験 …… 78, 81, 102, 105, 122,
124, 126
TGF（tubuloglomerular feedback）………… 58
volumetry 法 ……………………………… 28

ギリシャ文字

α_1MG（α_1 microglobulin）……………… 27

β_2MG（β_2 microglobulin）…………… 27, 31, 52

おわりに

　私は，腎臓内科医を目指していた矢先の 1992 年に，たまたま米国への留学の機会が与えられました．基礎研究の経験は全くありませんでしたが，アルポート症候群の原因遺伝子に関する研究に携わりました．その後，1993 年から *PKD* 遺伝子の研究に従事し，*PKD2* 遺伝子を発見することができました．1995 年に帰国後，腎臓内科の外来を担当することになりましたが，当時は ADPKD の診療を専門とする先生が少なかったこともあり，多くの ADPKD 患者さんを診るようになりました．研究はしていたものの，ADPKD の臨床経験はあまりなかったため，必死で勉強しました．しかし，当時は治療法がなく，ADPKD という疾患の説明，血圧管理や脳動脈瘤などの合併症の管理くらいしかできない状況でした．

　その後，遺伝子の発見を契機に多くの研究が進められ，2007 年にはバソプレシン受容体拮抗薬の治験が始まりました．そして，2014 年にトルバプタンが日本で認可され，多くの患者さんに使用されるようになりました．また，臨床試験の解析研究などを通じて，様々な新たな知見が得られました．私も 2016 年からは寄附研究部門で遺伝子解析やトルバプタンに関する臨床研究を行いました．そして，2022 年にその研究部門が終了したことを機に，大学での臨床・研究の二刀流生活に区切りをつけ，一臨床医として診療を長く続けられるよう，腎臓内科の専門クリニックを開業しました．ホームページを作成し，患者さんに伝えたいことをブログで発信していました．

　2023 年の夏，そのブログを読んでくださった診断と治療社の椎名香央里様からお電話をいただき，多発性嚢胞腎に関する書籍の企画を提案されました．ADPKD 患者さんの診療経験を腎臓医の先生方と共有するよい機会だと思い，引き受けることにしました．

　これまでブログを書いてきたこともあり，半年ほどで書き上げられるだろうと考えていましたが，実際に本を書くという作業は想像以上に大変でした．読者の皆さんに理解してもらうためには，理論的根拠に基づき，「なぜそうなるのか」「なぜそれを行う必要があるのか」を示す必要があります．特に，ADPKD では，糸球体疾患とは異なり，病理学的に写真などで病態を示すことができません．そのため，生理学的側面から病態をとらえ，理論的な根拠とともに説明する必要がありました．そこで，研修医時代に購入した Valtin の腎生理学の本で基礎を学び直し，さらに『臨床がわかる腎生理』[1]（比較的新しく，とてもよい本です）や最新の論文を参考にしました．

　そのため，執筆が予定より遅れてしまいましたが，2024 年 8 月にようやく校正を終えることができました．執筆の機会を与えてくださり，編集をスムーズに進めてくだ

さった椎名様をはじめ，診断と治療社の皆様に深く感謝申し上げます.

さて，ADPKD における研究は目覚ましい進歩を遂げています. 様々な薬剤による基礎研究および臨床研究，臨床試験が行われていますが，トルバプタンや現在進行中の治験薬は，進行を遅らせる治療にすぎません. しかし，最近の動物実験では，*PKD* 遺伝子変異を正常に戻すことで組織が修復されること[2]や，正常な *PKD* 遺伝子の一部を導入するだけで囊胞形成が抑制されること[3] が報告されました. 私は，これらの論文を読んで，今後の ADPKD の治療として遺伝性疾患の根本原因である遺伝子をターゲットにした治療法の開発を期待するようになりました.

遺伝子治療なんてできるはずがないと悲観される方も多いかと思いますが，科学技術の進歩は著しいものです. コロナワクチンに使用された mRNA ワクチンの基礎研究が 2023 年のノーベル賞を受賞しましたが，この研究は約 30 年前に始まり，当時は実用化が夢のような話だったと思います.

それでも ADPKD の遺伝子治療やその他の新たな治療法の開発が現実となるまでには，まだ相当な年月がかかると思います. それまでの間，私たち腎臓医がすべきことは，現時点での知見をしっかりと理解し，患者さんに最善の診療を行っていくことだと思います. 本書が，日々診療にあたられている先生方の一助となり，ADPKD 患者さんのよりよい未来につながれば幸いです.

謝辞：本書の執筆にあたり，最も感謝したいのは，これまでに出会った多くの患者さんたちです. 本書における疑問や診療における問題点の多くは，患者さんから学んだものです. また，東京女子医科大学での研究・診療を指導してくださった，故 杉野信博先生，故 二瓶　宏先生，留学の機会をつくっていただき，多方面で支えてくださった土谷　健先生，留学先の Stefan Somlo 先生，北海道大学での研究・診療を指導してくださった小池隆夫先生，河田哲也先生，一緒に研究した西尾妙織先生をはじめとする腎グループの先生方，東京女子医科大学で多発性囊胞腎病態研究部門を立ち上げていただいた新田孝作先生，そこで一緒に研究した片岡浩史先生をはじめとする腎臓内科の先生方，研究助手の方々に深く感謝いたします. すべての方のお名前をあげることはできませんが，これまでかかわってくださったすべての方々に御礼申し上げます. 最後に，この場を借りて，私を支えてくれた家族に感謝の意を記します.

● **文　献** ●

1) 柴垣有吾（監），上原温子（監訳）：臨床がわかる腎生理. 中外医学社，2018
2) Dong K, et al：Nat Genet 2021；53：1649-1663
3) Onuchic L, et al：Nat Commun 2023；14：1790

著者プロフィール

望月　俊雄 (もちづき　としお)

略歴

1980 年　芝高等学校卒業
1987 年　岡山大学医学部 卒業
1987 年　東京女子医科大学 腎臓内科 入局
1992 年　Yale University 留学
1993 年　Albert Einstein College of Medicine 留学
1995 年　東京女子医科大学 腎臓内科 助手
2000 年　北海道大学 第二内科 助手
2002 年　北海道大学 第二内科 講師
2010 年　東京女子医科大学 腎臓内科 講師
2016 年　東京女子医科大学 多発性嚢胞腎病態研究部門 特任教授
2022 年　PKD 腎臓内科クリニック 院長

資格

医学博士
日本内科学会 内科認定医
日本腎臓学会 腎臓専門医・指導医
日本透析医学会 透析専門医・指導医
身体障害者指定医
難病指定医
小児慢性特定疾病指定医

受賞歴

2000 年　日本腎臓学会 大島賞

活動等

厚生労働省・進行性腎障害調査研究班・多発性嚢胞腎分科会の委員として以下の書籍の
執筆・編集に携わる.
　『まんがで知る多発性嚢胞腎』(2011 年，2014 年)
　『エビデンスに基づく多発性嚢胞腎 (PKD) 診療ガイドライン』
　　　　　　　　　　　　　　　　　　　　　(2014 年，2017 年，2020 年)
　『患者さんとご家族のための多発性嚢胞腎 (PKD) 療養ガイド 2019』(2019 年)
その他，多発性嚢胞腎に関する書籍・雑誌の総説などを執筆.
ADPKD のウェブ情報サイト ADPKD.JP の監修に携わる.

- **JCOPY** 〈出版者著作権管理機構 委託出版物〉
  本書の無断複写は著作権法上での例外を除き禁じられています.
  複写される場合は,そのつど事前に,出版者著作権管理機構
  (電話 03-5244-5088,FAX03-5244-5089,e-mail：info@jcopy.or.jp)
  の許諾を得てください.
- 本書を無断で複製(複写・スキャン・デジタルデータ化を含み
  ます)する行為は,著作権法上での限られた例外(「私的使用の
  ための複製」など)を除き禁じられています.大学・病院・企
  業などにおいて内部的に業務上使用する目的で上記行為を行う
  ことも,私的使用には該当せず違法です.また,私的使用のた
  めであっても,代行業者等の第三者に依頼して上記行為を行う
  ことは違法です.

患者さんとどう向きあう?

多発性囊胞腎の診療 POINT 50　　ISBN978-4-7878-2670-1

2024年10月17日　初版第1刷発行

著　　　者	望月俊雄
発 行 者	藤実正太
発 行 所	株式会社　診断と治療社
	〒100-0014　東京都千代田区永田町 2-14-2　山王グランドビル 4 階
	TEL：03-3580-2750(編集)　03-3580-2770(営業)
	FAX：03-3580-2776
	E-mail：hen@shindan.co.jp(編集)
	eigyobu@shindan.co.jp(営業)
	URL：https://www.shindan.co.jp/
表紙デザイン	株式会社オセロ
本文イラスト	小牧良次　こまきようこ(イオジン)
印刷・製本	日本ハイコム株式会社

© 株式会社診断と治療社, 2024. Printed in Japan.　　　　　　　　　　[検印省略]
乱丁・落丁の場合はお取り替えいたします.